DE L'HOMŒOPATHIE

RÉPONSE A M. BERNARD

PAR

J. BRENIER

D. M.

> Pour qu'un écrivain remplisse dignement sa mission, il faut qu'il s'élève au-dessus des préjugés des hommes, qu'il ait le courage de leur déplaire pour leur être utile.
>
> De la propriété littéraire.
> LOUIS BLANC.

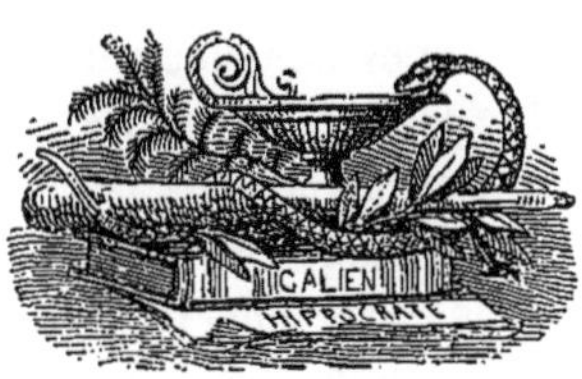

MONS
HECTOR MANCEAUX, IMPRIMEUR-LIBRAIRE
rue des Fripiers, 4 ; Grand'Rue, 7

1868

DE L'HOMŒOPATHIE

La réponse de M. le docteur Bernard à mon mémoire sur l'homœopathie, a paru dans la livraison de décembre du Bulletin de la Société de médecine de Gand. Ma réponse à M. Bernard sera mon dernier mot sur la doctrine de Hahnemann. Les médecins qui liront la réfutation de M. Bernard reliront, je l'espère, les deux mémoires que j'ai publiés sur l'homœopathie. Il ne me reste qu'à soumettre à leur appréciation les raisonnements par lesquels j'ai combattu cette doctrine, et ceux que mon adversaire a cru devoir leur opposer.

Avant d'aborder l'examen de la réfutation de M. Bernard, je dois faire remarquer qu'en adressant son mémoire à la Société de médecine de Gand, il s'est placé sur un terrain où il ne me convient pas de le suivre, j'ai envoyé à cette Société ma démission de membre correspondant, et je ne veux désormais lui faire aucune communication (1).

(Page 7) Au début de son exposition doctrinale, M. Bernard insiste sur l'importance de l'expérimentation des médicaments sur l'homme sain. Il était fort inutile d'entrer dans de grands développements sur cette question. L'importance de ce genre d'expérimentation n'est contestée par personne. Mais nous n'entendons nullement considérer comme nulles et non avenues, les connaissances pharmacologiques que nous a léguées l'expérience de nos prédécesseurs;

(1) J'ai envoyé à la Société de médecine de Gand, le 7 octobre 1867, ma démission, et non la menace de ma démission, comme l'annonce le Bulletin du mois de novembre; je lui ai renvoyé mon diplôme de membre correspondant le 13 octobre. Par mes lettres du 7 octobre 1867 et du 6 janvier 1868 j'ai prié M. le docteur Lesseliers, secrétaire de la Société, de mentionner ma démission au Bulletin. Aucune lettre ne m'a annoncé l'acceptation de ma démission, le Bulletin ne l'a pas mentionnée, et la table des matières publiée dans le numéro de décembre, joint à mon nom le titre de membre correspondant auquel j'ai renoncé.

l'étude de la pharmacologie ne date pas d'hier, et « les Sociétés « allemandes qui, au dire de Trousseau, se sont formées sous « l'influence de l'homœopathie pour la révision de la matière « médicale, » ne nous inspirent que de la pitié. Il est fort inutile, je crois, d'expérimenter l'opium, le camphre, le fer, le quinquina, le mercure, le jalap, le tartre émétique, etc., etc., même pour découvrir « des modifications appropriées aux nuances si variées d'indica« tions que présentent les maladies. » Ce n'est pas là de la science, c'est de la fantaisie. L'expérimentation physiologique des médicaments ne peut d'ailleurs servir de base à une thérapeutique fondée sur le principe des semblables qui est un principe faux, comme je l'ai démontré (pages 15 à 19 de mon mémoire). Puisque M. Bernard considère la loi des semblables comme le fondement de l'homœopathie, pourquoi ne réfute-t-il pas mon interprétation des médications et des faits que l'on invoque à l'appui de cette loi ? Pourquoi passe-t-il sous silence mes réflexions sur le traitement de la congélation, des brûlures, sur les faits de guérisons produites par la méthode substitutive ? Pourquoi ne discute-t-il pas les réflexions si judicieuses des docteurs Requin et Jolly sur l'expérimentation pure et le principe des semblables ? On invoque exclusivement l'action des médicaments sur l'homme sain, « comme s'il n'existait pas, dit « Requin, des médicaments dont l'action ne s'adresse qu'à telle ou « telle circonstance morbide, et ne peut se révéler hors de là ; « comme s'il n'était pas clair que sur l'homme en santé, nous ne « saurions découvrir, par exemple, la propriété de la racine de « grénadier de faire périr le tœnia; comme si enfin l'observation « des effets obtenus sur l'homme malade ne devait pas, en dernier « ressort, valider ou invalider les inductions fondées sur l'action « physiologique des médicaments. » (Supplément au dictionnaire des dictionnaires de médecine.) « S'il est vrai, dit M. le docteur « Jolly, que jamais une maladie, un symptôme ne se représentent « deux fois de la même manière, comment espérer que les remèdes « homœopathiques les mieux éprouvés, les mieux constatés, puissent « opérer la guérison en traduisant une maladie semblable ? N'y a-t-il « pas au moins une contradiction dans une pareille assertion ? » (Dictionnaire de médecine et de chirurgie pratiques.) Ces raisons sont excellentes et M. Bernard essayerait en vain d'en contester la valeur.

M. Bernard n'a pas essayé de discuter les raisonnements par lesquels j'ai combattu l'existence d'une force indépendante de la matière ; principe important cependant, puisqu'il a conduit Hahnemann à l'hypothèse du dynamisme vital, que Léon Simon considère « comme la « clef de toute sa méthode. » (Commentaires, p. 306) « Les maladies, dit « Hahnemann, ne sont pas des changements mécaniques ou chimiques « de la substance matérielle du corps, elles ne dépendent point d'un « principe morbifique matériel, et elles sont uniquement des altéra- « tions dynamiques de la vie. » (*Organon,* prop. 31.)

(Page 11) Sans vouloir justifier les formules compliquées qu'on trouve dans les traités de pharmacologie, on ne peut considérer comme un principe absolu « la convenance de l'emploi des médica- « ments à l'état simple. » On mélange les médicaments, « dit Edwards, « pour atteindre divers buts : 1° pour augmenter l'action de la « substance principale qu'on se propose d'administrer ; 2° pour « diminuer l'action trop irritante d'un médicament et prévenir « certains effets qui l'empêcheraient de remplir l'indication qu'on a « en vue; 3° pour obtenir en même temps les effets de deux ou « de plusieurs médicaments différents ; 4° pour former un médica- « ment nouveau dont les effets ne pourraient être produits par aucune « des substances employées isolément; 5° pour rendre l'administra- « tion des substances médicamenteuses plus facile. » (Voyez dans la matière médicale d'Edwards, p. 31, l'examen de ces diverses propositions.) Il est évident au reste, qu'on ne doit pas unir des médicaments qui, agissant chimiquement les uns sur les autres, donneraient naissance à de nouveaux composés dont l'action sur l'organisme serait ou nuisible, ou opposée au but que l'on veut atteindre.

(Page 12) « La loi des semblables, dit M. Bernard, est le véritable « fondement de l'homœopathie. » Mais pour les adeptes de l'homœopathie, tous les principes développés dans l'*Organon* sont fondamentaux, et c'est leur ensemble qui constitue la doctrine. « L'ho- « mœopathie, dit Léon Simon, forme un tout tellement homogène, « que celui qui accorderait un de ses principes serait forcément « conduit à accorder tous les autres. *Unité et liaison étroite « de tous les principes de la doctrine,* peu de respect pour la tradi- « tion, tel est l'esprit de l'homœopathie » (Doctrine de Hahnemann, p. 24). Ces paroles ne sont-elles pas la condamnation de cette pensée de M. Bernard : « La loi des semblables est le véritable fondement « de l'homœopathie » ? Au reste, les homœopathes devraient s'entendre ; M. Crétin « n'admet la loi des semblables que dans un certain « cercle, et n'y voit pas l'alpha et l'omega de la médecine » (Soc. méd. hom. de Paris, séance du 3 décembre 1866). Nous voilà loin de la loi considérée comme véritablement fondamentale par M. Bernard.

(Page 12) M. Bernard croit faire un rapprochement heureux en comparant le paradoxe hydrostatique et le paradoxe des semblables. Cette comparaison est un sophisme. Le paradoxe hydrostatique n'est paradoxal que dans son énoncé, l'expérience le démontre ; l'expérience ne démontre pas le paradoxe des semblables, elle prouve la fausseté de cette prétendue loi. Quels pénibles efforts pour expliquer une erreur ! Quel abus de raisonnement ! Croirait-on que pour justifier le principe des semblables, un médecin ait eu la pensée d'invoquer le principe de la *presse hydraulique ?* Un principe d'hydrostatique et un principe de l'*Organon,* quel rapprochement ! Est-ce donc pour en faire cet usage que M. Bernard s'est livré à l'étude de la physique ? Un raisonnement scientifique doit-il être un jeu d'esprit ? Et M. Bernard (p. 50) ose parler « de pénible essai d'expliquer ce « que je ne peux nier » ! Et à propos de la vaccine, qu'il veut absolument considérer comme un moyen curatif, il ne craint pas de dire, avec un sérieux imperturbable, « qu'un des mérites de l'ho« mœopathie, c'est d'élaguer les dissertations vaporeuses! » (p. 40) et il avoue « avoir déjà dit cela ailleurs. » C'est trop de l'avoir dit une seule fois. Nous abandonnons à l'auteur de l'*Organon* le monopole des dissertations vaporeuses, et la gloire d'avoir découvert les *propriétés spirituelles* des médicaments, mais nous ne renonçons pas aux interprétations physiologiques. Nous ne sommes pas de ceux qui considèrent les explications empruntées à la physiologie comme « des « nuages théoriques. » Mais les propriétés spirituelles des médicaments n'ont pu être découvertes que dans les régions les plus nébuleuses de l'atmosphère.

(Page 13) M. Bernard emprunte au chapitre de l'*Organon* intitulé : *Exemples de guérisons homœopathiques opérées involontairement par des médecins de l'ancienne école,* des faits qu'il considère comme remarquables. L'examen de ces faits augmenterait inutilement l'étendue de ce mémoire ; les médecins qui liront ces exemples de guérison les considéreront comme dépourvus d'importance. L'observation de la plupart de ces faits remonte à une époque déjà éloignée, le diagnostic n'avait pas alors la précision qu'il offre aujourd'hui, et une crédulité irréfléchie attribuait des propriétés thérapeutiques à des substances inertes. Ce n'est que dans les campagnes qu'on croit encore aux propriétés antihémorrhagiques de la millefeuille. Il faudrait des faits bien nombreux pour constater l'efficacité de l'étain dans les catarrhes chroniques et les maux d'estomac, — du suc de persil dans les dysuries, — des cantharides dans l'ischurie et la blennorrhagie, —du tabac dans les vertiges, — du dictame dans la leucorrhée, — de l'euphraise dans la lippitude, — de la scrophulaire dans l'hydropisie, — de l'arnica contre les suites du traumatisme, — des alcoholiques dans les fièvres inflammatoires et certaines phlegmasies, — de la potasse caustique dans le tétanos, etc., etc. Il faudrait des faits bien nombreux pour confirmer l'existence de ces propriétés thérapeutiques, et je m'étonne que M. Bernard les considère comme « constituant un ensemble imposant et « digne de nos méditations » (p. 15). Plusieurs de ces faits sont empruntés à Murray, compilateur peu judicieux, et l'admiration qu'ils inspirent à Trousseau ne modifie pas mon appréciation. M. Bernard prétend que j'ai adressé une mercuriale à ce médecin. Je ne sais pas ce qu'il veut dire ; j'ai exprimé librement mon opinion sur le traité de thérapeutique de Trousseau (p. 46 de mon mémoire), et je ne me doutais guère que j'avais écrit une mercuriale.

Je ne crois pas devoir m'arrêter aux propriétés pathogénésiques et thérapeutiques de l'iode, de la noix vomique, de la belladone, etc., à la production et à la guérison de l'acné par l'iode, à la guérison du tétanos par la noix vomique, de la folie par le datura-stramonium, de l'ivresse par les amandes amères, du catarrhe vésical aigu par l'essence de térébenthine, des vomissements incoercibles de la grossesse par les vomitifs, des hémorrhagies utérines par la rue et la sabine, des maladies chroniques de la peau par l'ortie, etc., etc. ; j'abandonne au bon sens du lecteur l'appréciation de tous ces effets thérapeutiques, et « de « l'espèce de parenté qui, selon Murray, existe entre la rage et la « folie » (p. 17). Tout cela n'est pas sérieux. Avec des milliers de faits pris au hasard dans les livres et mal interprétés, avec des citations de maladies guéries plutôt malgré le médicament que par le médicament, on prouve tout ce qu'on veut prouver. La constitution robuste de certains malades peut les préserver des effets nuisibles de méthodes thérapeutiques dont l'emploi ne peut être avoué par la raison et l'expérience. En médecine comme en bien d'autres choses, il faut savoir distinguer le vrai du faux, le vraisemblable de l'impossible, le raisonnable de l'absurde. Je veux bien croire « qu'en em- « ployant l'huile essentielle de térébenthine dans le catarrhe vésical « le plus aigu » (p. 21), on ne tue pas tous les malades qu'on soumet à ce genre de traitement. On a bien conseillé l'alimentation forcée dans le typhus et les inflammations aigues, et il faut en convenir, cette thérapeutique extravagante n'a pas toujours des résultats funestes. Quant aux propriétés prophylactiques attribuées à la belladone, il est impossible d'affirmer si les personnes auxquelles on a administré ce médicament étaient réellement menacées de la scarlatine.

(Page 20) M. Bernard, à l'appui de l'action pyrétogénésique du quinquina, invoque l'opinion de plusieurs médecins. En attendant qu'on me rende témoin des trois stades d'un accès de fièvre intermittente produits par une préparation de quinquina, je reste incrédule. M. Bernard a beau affirmer (p. 23) « que la loi de similitude *brille* » quand il s'agit du quinquina, je ne suis pas ébloui le moins du monde. *Tout ce qui brille n'est pas or*, dit la sagesse des nations. L'éclat pyrétogénésique du quinquina ressemble à celui du stras et du clinquant.

Le quinquina, par le fait de son action tonique, de même que d'autres médicaments appartenant à la même classe, occasionne la sécheresse de la bouche, une sensation de chaleur à l'estomac, et à tout l'abdomen, l'accélération de la circulation, la vitesse et la plénitude du pouls, l'augmentation de la chaleur générale et de la transpiration cutanée. Mais quel rapport y a-t-il entre ces effets de la médication tonique et un accès de fièvre intermittente? A ce compte, les mets succulents accompagnés des produits alcoholiques de la Champagne et de la Bourgogne sont aussi pyrétogénésiques. Qu'un émule de Brillat-Savarin, après les délices d'un festin splendide ressente de la soif, de la chaleur à l'estomac, une accélération de la circulation, une augmentation de la transpiration cutanée, suivis de l'apparition d'un *herpes labialis*, faudra-t-il voir dans cet ensemble de symptômes des indices d'un accès de fièvre intermittente, et lui opposer l'action antépériodique du quinquina?

Le paragraphe III de la justification de M. Bernard est entièrement consacré à ce qu'il appelle « la démonstration expérimentale de la loi des semblables. » Malheureusement, cette partie de son travail est entièrement dépourvue de critique. Des faits et encore des faits, des citations et toujours des citations, mais pas une seule appréciation, pas un seul essai d'interprétation physiologique. Démonstration expérimentale tant qu'on voudra, l'expérience, loin d'exclure le raisonnement, doit le faire naître ; toutes les sciences sont des théories déduites de faits bien observés. M. Bernard pourrait citer des faits assez nombreux pour en remplir un volume, s'il ne les soumet pas à une appréciation raisonnée, leur valeur scientifique est nulle. La médecine, dit Baglivi, repose sur deux bases, l'observation et le raisonnement. Le principe de l'observation pure est d'une stérilité désespérante, et n'a jamais conduit à une conception scientifique. Sans doute, il est désirable que l'observation précède la théorie, mais j'aimerais mieux une théorie fondée *à priori*, et demandant aux faits la sanction de sa certitude, que des faits péniblement accumulés, mais dépourvus de coordination et d'inductions théoriques. S'il est dangereux d'accorder trop d'importance aux idées théoriques, il ne l'est pas moins de ne leur en accorder aucune. Les hommes célèbres qui ont le plus contribué aux progrès des sciences physiques, ont pris pour guides des théories qui n'offraient pas toujours des caractères d'évidence et de généralisation, mais les brillantes découvertes qu'elles ont produites ne permettent pas de les accuser d'insuffisance. Souvent d'ailleurs, l'hypothèse conçue *à priori* se transforme en certitude, lorsqu'elle joint au mérite de la vraisemblance celui de bien représenter tous les phénomènes.

(Page 25) Principe de l'individualisation. Les maladies peuvent sans doute présenter des circonstances individuelles qui modifient leurs caractères et les moyens thérapeutiques qu'il convient de leur opposer ; on savait cela avant Hahnemann, mais la généralisation de ce principe serait la négation de toute science médicale. Si chaque cas de maladie non miasmatique est individuel et spécial (*Organon*, prop. 3), il ne ressemble donc à aucun de ceux que le médecin a observés, ni à aucun de ceux qu'il observera. Alors, à quoi servent les nosographies ?

M. le docteur Imbert de Clermont, cité par M. Bernard (p. 30), convient que « Hahnemann a singulièrement exagéré le principe de « l'individualisation, en négligeant, et méprisant pour ainsi dire les « ressources du diagnostic sur le terrain des espèces morbides bien « définies, et que sur ce point, les homœopathes sont restés fidèles à « la tradition sur le terrain du diagnostic des écoles, en tenant « compte avant tout du principe de l'individualisation. »

(Page 23) « L'homœopathie, dit M. Bernard, tient compte de toutes « les modifications pour tracer un tableau symptomatique... » Pour avoir un tableau fidèle d'une maladie, le médecin doit s'éclairer par l'exploration de l'organe qui souffre et par un interrogatoire judicieux fondé sur les fonctions de cet organe. Former une image de la maladie de la réunion des idées raisonnables ou absurdes, importantes ou insignifiantes, exprimées spontanément par le patient, ou résultant des questions saugrenues contenues dans la proposition 89 de l'*Organon*, et qui paraissent plutôt écrites par un infirmier que par un médecin, c'est absurde.

(Page 24) Les faits cités par M. Bernard à l'appui de l'action des doses infinitésimales ne sont pas assez nombreux pour exclure le doute. Les travaux de M. le docteur Rilliet de Genève n'ont pas convaincu les membres de l'Académie de médecine de Paris. Trousseau, dans son rapport sur la communication de M. Rilliet, « conserve des « doutes sur la réalité de l'iodisme ainsi que l'entend ce médecin, « doutes que l'Académie partagera probablement. » (Séance du 28 février 1860). Non seulement l'Académie partage les doutes de Trousseau, mais elle croit que les faits d'iodisme communiqués par M. Rilliet sont ou entachés d'erreur, ou mal interprétés, ou trop peu nombreux pour autoriser aucune conclusion. (V. le compte rendu des séances de l'Académie, année 1860.) Pourquoi observe-t-on l'iodisme en Suisse, pourquoi ne l'observe-t-on pas en France ? Y a-t-il une différence entre l'iode suisse et l'iode français? Si la production du goître était un des symptômes de l'iodisme, je comprendrais que M. Bernard eût cherché un argument dans les travaux de M. Rilliet, mais je n'ai rien trouvé de semblable dans les vingt-trois faits produits par ce médecin. Quant aux effets attribués par M. Rilliet à l'iode infinitésimal, M. Bernard oublie donc que cet iode n'a pas été dynamisé, et ne peut par conséquent, d'après les principes de

Hahnemann, produire les effets pharmacodynamiques observés par M. Rilliet ? Cette objection peut s'adresser à tous les faits cités par M. Bernard dans son paragraphe V qui traite de l'action des petites doses.

« On assure, dit M. Bernard, que l'odeur seule du quinquina « guérit la fièvre intermittente. » Probablement les fièvres intermittentes vernales qui guérissent souvent spontanément. Mais s'il s'agissait d'une fièvre intermittente automnale ou d'une fièvre pernicieuse, il n'en serait pas de même. Que dire de l'action toxique des préparations arsénicales à la dilution d'un millième, des sels mercuriels à la dose d'un vingt-millionième sur les végétaux et les poissons, etc., etc.? il faut des expériences plus nombreuses pour que l'on puisse dire si dans les faits d'expérimentation cités par M. Bernard, il y a causalité ou coïncidence.

(Page 25) M. Bernard invoque l'action des agents impondérables, des miasmes, des virus ; j'ai discuté ces arguments dans mon mémoire (pages 22 et 23), et M. Bernard n'a pas réfuté mes raisonnements. Il allègue, comme preuves de l'extrême ténuité des miasmes, la pureté de l'air à Constantinople quand la peste règne dans cette ville. Mais si, comme le croit M. le docteur Wolf de Berne et M. le docteur Bockel de Strasbourg, les épidémies de choléra doivent être attribuées à la diminution de l'ozone contenu dans l'atmosphère, ne pourrait-on pas, par induction, étendre cette étiologie aux épidémies de peste à Constantinople. Dans cette hypothèse que confirment les observations ozonométriques des docteurs Wolf et Bockel, les analyses chimiques ne peuvent révéler l'existence d'aucun principe miasmatique dans l'air.

M. Bernard parle de l'extrême divisibilité de la matière; je ne l'ai pas niée, bien que j'aie reconnu avec tous les physiciens qu'on doit lui assigner des limites (pages 21 à 23 de mon mémoire). Il était donc inutile d'invoquer comme preuves de cette propriété l'extrême divisibilité du musc, et les études de Kirchoff et Bunsen sur l'analyse spectrale. D'ailleurs, à quoi bon cette discussion sur la divisibilité de la matière ? M. Bernard n'admet pas la nécessité des doses infinitésimales. Et dans tous les faits qu'il cite comme preuves de l'efficacité de ces doses, où est le dynamisme ? Quand M. Bernard discute un principe de l'*Organon*, il oublie les autres. En traitant de l'action des doses infinitésimales (p. 23), il parle d'effets toxiques, et il oublie qu'à la page 36 de sa justification, il établit une distinction entre les effets physiologiques produits par les doses pondérables, et les effets curatifs produits par les doses infinitésimales. Quel chaos ! Et M. Bernard (p. 51) parle de *longues, de patientes études, de lectures, de méditations dans le silence du cabinet, de tâche difficile et ardue à accomplir*, etc., etc. Des méditations sur le néant ne peuvent conduire qu'à l'absurde.

(Page 52) M. Bernard croit avec M. Devergie que la production de l'acarus est plutôt l'effet que la cause de la gale. On pouvait soutenir autrefois cette opinion, mais depuis que l'on guérit la gale en une seule séance dans les hôpitaux par les frictions calcaires, on est bien forcé d'admettre que pour faire disparaître la gale, il suffit de détruire les acarus. On ne peut donc méconnaître que cet animalcule est l'agent producteur de la vésicule galeuse. M. Devergie avoue que des acarus broyés et introduits sous la peau n'ont pas réussi à inoculer la gale.

M. Bernard entrevoit la possibilité de diviser la diathèse psorique en plusieurs autres, comme les maladies vénériennes. Je n'en crois rien. La division de la syphilis en plusieurs maladies distinctes n'est pas admise par tous les syphiligraphes. M. Vidal la rejette, et je crois qu'il a raison. Le virus vénérien, dit M. Grisolle, est l'expression d'une infection unique. La vésicule galeuse est l'altération anatomique produite par l'action d'un seul animalcule.

(Page 55) M. Bernard me reproche mes plaisanteries sur les effets intellectuels et moraux produits par l'expérimentation pathogénésique des médicaments. Mais je le défie lui-même de conserver son sérieux en lisant la matière médicale pure de Hahnemann. Il trouve fort simples les effets qui ont provoqué mon hilarité, et il allègue ceux qui résultent de l'action du protoxide d'azote ou gaz hilariant, de la belladone, de la jusquiame, de l'opium, etc. Mais entre ces effets que personne ne conteste, et ceux que Hahnemann attribue à l'action de la camomille, du charbon végétal, de l'arnica, du platine, etc. (V. mon mémoire p. 29), il y a le diamètre de la terre. Quant au protoxide d'azote, je ne sais si son action est aussi hilariante que le croit M. Bernard; le chimiste Vauquelin perdit connaissance après avoir respiré ce gaz, et les premiers mots qu'il prononça en revenant à lui, furent *qu'il avait horriblement souffert.* Je ne sais pourquoi dans le passage auquel je réponds et dans d'autres, M. Bernard m'appelle *son contradicteur*; mon mémoire ne renferme pas même une allusion à M. Bernard, je n'ai donc pas pu le contredire.

(Page 44) M. Bernard veut bien nous apprendre pourquoi « la ma- « tière médicale de Hahnemann prête le flanc à la plaisanterie. 1° « Pour exposer les symptômes des médicaments, il a suivi l'ordre « anatomique en honneur de son temps. » Qu'y a-t-il de plaisant dans l'ordre anatomique? « 2° Il n'a pas voulu traduire en langage « scientifique les sensations éprouvées par le sujet en expérimenta- « tion » Comment aurait-il traduit en langage scientifique ; l'appétence immodérée de la choucroute crue ? « 3° Hahnemann a accor- « dé aux symptômes moraux une place légitime dans l'histoire des « médicaments. » Soit, mais essayez donc de nous persuader que quand on prend de l'arnica, on sent et on prodigue l'injure; que quand on prend du platine, le contentement de l'âme et la souffrance du corps sont en raison inverse l'un de l'autre, et que l'on devient orgueilleux. Essayez donc de discuter tout cela sérieusement. Puisque M. Bernard convient que la matière médicale pure *prête le flanc à la plaisanterie*, qu'il en rie avec nous.

(Page 44) M. Bernard explique la contradiction apparente des effets médicamenteux par la loi des effets alternants. Je suis heureux d'être, au moins une fois, d'accord avec lui. La réalité de la loi dont il parle ne peut être niée; la physiologie en donne une explication satisfaisante, mais il est bien entendu que l'administration de médicaments à doses pondérables peut seule produire des effets alternants.

(Page 35) M. Bernard dit que « je me livre à toute espèce de « calculs ou de digressions fantaisistes à propos de l'extrême ténuité « des doses hahnemanniennes. » J'ai emprunté ces calculs à M. le docteur Pallavicini et à De Hemptine. M. Bernard ne les réfute pas. « Ce sont là, dit-il, des curiosités mathématiques. » Soit, mais elles résultent des procédés qu'employaient autrefois les homœopathes pour préparer leurs dilutions. Le vase nécessaire à la trentième dilution devait, dit M. Dumas, avoir une capacité égale à celle de notre système solaire. M. Bernard ne nie pas l'exactitude de ce calcul. « Rien n'oblige, dit-il, à utiliser toute la masse de liquide qui sert

« à la préparation des diverses dilutions. » Mais alors on n'obtient pas la dose infinitésimale que doit produire la trentième dilution.

M. Bernard trouve mes calculs fantaisistes; et la trentième dilution de Hahnemann? et la quinze-centième de Korsakoff, et la six-millième de Jenichen, et ces fractions dont le dénominateur est l'unité suivie de plusieurs milliers de zéros? Sont-ce là aussi des calculs fantaisistes? Si M. Bernard aime le fantaisisme, qu'il relise les ouvrages de Hahnemann, ce sont les chefs-d'œuvre du genre. Croirait-on qu'un disciple de l'homme qui a inventé le novemdécillionième de grain me reproche des calculs fantaisistes?

(Page 37) En parlant de la trituration, de la dilution, de la succussion, M. Bernard dit que « Hahnemann n'a pas érigé ces « règles en dogmes infaillibles. » Mais si elles ne sont pas infaillibles pour M. Bernard, elles paraissaient l'être pour Hahnemann, puisque par ces divers procédés, il augmentait considérablement, disait-il, l'énergie des substances médicamenteuses. M. Bernard parle bien légèrement d'un procédé pharmacodynamique auquel Hahnemann attachait la plus grande importance, et qu'il se félicitait d'avoir découvert. Il faut, dit-il, considérer plutôt « l'esprit que la lettre des recommandations de Hahnemann.» Mais si M. Bernard n'admet pas la nécessité de la succussion, voilà sans doute un ridicule de moins, mais voilà aussi, pour les adeptes de l'homœopathie, l'énergie des préparations médicamenteuses singulièrement compromise. Il ne nous dit pas s'il existe un nouveau procédé moins occulte que celui de la succussion, et si ce procédé a obtenu l'assentiment de ses confrères en homœopathie. Il me demande de lui indiquer d'autres moyens que la trituration, la dilution, la succussion ; c'est lui que cela regarde, je me garderai bien de proposer des modifications aux procédés pharmacodynamiques. Mais M. Bernard voudra bien me permettre de ne pas *m'incliner*, comme il m'y invite, devant les propriétés dynamiques développées par les succussions hahnemanniennes ; qu'il *s'incline* si cela lui convient. Quant à l'utilité de la division mécanique des substances médicamenteuses par le frottement, la porphyrisation, etc., elle n'a jamais été révoquée en doute par personne, et les divers procédés de pulvérisation sont aussi anciens que la pharmacie, mais les conséquences dynamiques qu'en a tirées Hahnemann sont ridicules.

(Page 38) M. Bernard me reproche de ne pas croire aux expériences pathogénésiques de Hahnemann. Louis et bien d'autres sont aussi incrédules que moi. M. le docteur Jousset, dont M. Bernard ne contestera pas la sincérité, ne considère pas ces expérimentations comme sérieuses. « Si nous consultons la matière médicale, dit « M. Jousset, nous y trouvons un amas diffus de symptômes nombreux souvent contradictoires ou puérils, un mélange de symptômes ou cliniques ou pathogénésiques dont la distinction n'est « pas faite. Si nous examinons les faits cliniques qui ont été publiés, « nous y trouvons un grand nombre d'observations pêchant par la « base, c'est-à-dire par le diagnostic, et montrant souvent à cet « égard une erreur grossière. » L'appréciation de M. le docteur Curie n'est pas moins sévère. « Je ne connais pas une seule maladie, « dit M. Curie, dont le traitement homœopathique ait été franchement élucidé, il n'y a pas un seul groupe de symptômes nettement déterminé, sur lequel vous soyez d'accord, et dont vous « ayez formulé le traitement d'une manière précise. » (Soc. méd. hom de Paris, séance du 3 décembre 1866.)

Moins sévère que MM. Jousset et Curie, M. Bernard prend au sérieux les expériences pathogénésiques de Hahnemann et objecte l'exemple de Mithridate. Il y a des faits historiques plus certains que les essais de Mithridate sur les poisons, et bien que M. Bernard affirme « qu'on peut expérimenter sur soi-même les substances les « plus toxiques, moyennant certaines précautions, sans en éprouver « une détérioration profonde de la constitution », je crois qu'il n'est pas prudent de se livrer à ce genre d'expérimentation.

M. Bernard m'objecte encore les essais faits par les nombreux disciples de Hahnemann, et signale ce qu'il appelle *une manœuvre*. Je ne sais si c'est à moi que s'adresse cette accusation, la franchise de mon langage doit éloigner tout soupçon de manœuvre. Que m'importent après tout les noms des expérimentateurs supprimés par M. Jourdan ? Je les ignore, mais quand je les connaîtrais, suis-je obligé de croire à toutes ces expérimentations ? Quant aux accusations dont, au dire de M. Bernard, je me fais l'écho, ce n'est là qu'une inconvenance à ajouter à celles qu'il aurait dû s'interdire ; je le prie de croire que je ne me fais l'écho de personne.

(Page 36) M. Bernard, rappelant la distinction établie par le fondateur de l'homœopathie entre les effets curatifs et les effets physiologiques des médicaments, veut bien convenir que la secousse imprimée aux organes est moins forte sous l'influence d'une faible dose que d'une dose plus élevée. Je le crois sans peine; nous n'avions pas besoin de la science homœopathique pour bien comprendre cette vérité. Il ajoute que s'il s'agit d'effets curatifs, il n'en est plus de même ; l'effet est plus prompt, plus durable, plus sûr, sous l'influence de faibles doses que de doses plus élevées. Cette seconde vérité ne vaut pas la première. « La substance médicinale, dit M. Tessier, « est atténuée quant à ses phénomènes d'aggravation, elle est rendue « plus puissante en vertus curatives. » En voilà du fantaisisme ; on pourrait ajouter à cet aphorisme la formule de l'ancien régime : *Car tel est notre bon plaisir.* A propos de cette distinction judicieuse entre l'atténuation physiologique et l'aggravation curative, M. Bernard dit que « j'équivoque ». L'ambiguité n'appartient qu'aux oracles. Je laisse donc le privilége de l'équivoque à l'oracle de Meissen : *cuique suum.* D'ailleurs, relégué par M. Bernard dans la classe « des esprits superficiels » (P. 36), et incapable de comprendre les mystères de l'aggravation curative, je ne suis pas assez téméraire pour disputer à Hahnemann aucun genre de gloire. L'explication que M. Bernard donne de ces mystères est claire comme de l'eau de roche; on doit en conclure qu'il s'est assigné une place parmi les esprits profonds. Cela n'est pas précisément modeste. Qu'on ne m'accuse pas de plaisanter; toute notre science médicale n'est, selon M. Bernard, « qu'une pauvre allopathie » (p. 50). Puisque nous sommes tous des imbéciles, puisque les homœopathes sont des hommes éminents, je me demande, en me servant des paroles de M. Henri de Latouche, « comment ces Messieurs se résignent à promener leurs personnes « gratis sur nos boulevards sans tarifer les regards du passant » et comment nous, « pauvres allopathes », nous osons paraître en public sans nous voiler la face.

(Page 40) « L'homœopathie, dit M. Bernard, est la médecine des « analogues et non pas des identiques, » et il me reproche une confusion qu'il fait lui-même, car il considère l'homœopathie comme la médecine « des symptômes semblables ou analogues. » (p. 7) En attendant qu'il se mette d'accord avec lui-même, je lui ferai remarquer que le mot analogue est bien élastique. Avec la meilleure volonté possible, on peut considérer comme analogues des choses très-dissemblables; d'ailleurs, l'analogie et même l'identité de symptômes, n'implique pas toujours l'identité de nature, ni l'identité de traitement. Je l'ai dit dans mon mémoire (p. 15), « le même symp- « tôme pouvant être la conséquence d'altérations anatomiques et « fonctionnelles diverses, il est impossible d'opposer toujours le « même traitement au même symptôme. » Aucun médecin n'opposera les mêmes agents médicamenteux à l'ulcère mercuriel et à l'ulcère syphilitique, bien que la ressemblance symptomatique de ces deux maladies en rende quelquefois le diagnostic difficile.

Mais comment M. Bernard n'admettrait-il par la distinction établie par Hahnemann entre la médecine des analogues et la médecine des identiques ? N'y a-t-il pas des triangles égaux et des triangles semblables ? De par la géométrie, voilà l'homœopathie justifiée. Cet argument est digne de figurer près de celui qui lui a fourni le paradoxe hydrostatique. Pour se tirer d'affaire, M. Bernard s'accroche où il peut. La loi des semblables est un paradoxe ? Il appelle à son aide le paradoxe hydrostatique. L'homœopathie est la doctrine des analogues et non des semblables ? N'y a-t-il pas pour les triangles des cas d'égalité et des cas de similitude ? Comme, on le voit, M. Bernard, tout en exprimant son éloignement pour la fantaisie, fait de la fantaisie transcendante. Je ne doute nullement que ces arguments physico-géométriques ne soient d'un grand poids pour M. Bernard ; quant à mes arguments, il les trouve « bien minces » (p. 51). Je comprends cette qualification infinitésimale chez un homœopathe habitué à méditer sur des préparations médicamenteuses dont les dimensions sont infiniment minces.

(Page 40) J'ai dit dans mon mémoire (p. 16), que la vaccination n'est pas un moyen thérapeutique, mais un moyen prophylactique. Dans l'immense majorité des cas, on ne peut être atteint qu'une seule fois de la variole ou d'une maladie congénère, vaccine, varioloïde, varicelle. La vaccine met donc le sujet que l'on soumet à l'inoculation de cette maladie dans les mêmes conditions que celui qui a été atteint de la variole. M. Bernard trouve cette argumentation subtile, je n'ai cependant fait qu'exprimer une opinion qui est celle de tous les médecins. « La vaccine, dit-il, maladie analogue à la va-

« riole, guérit la prédisposition à la variole. » On croit rêver en lisant cela. On guérit les maladies, on ne guérit pas les prédispositions. M. Bernard dit que je ne connais pas l'homœopathie, je crains bien que ses profondes méditations sur cette pseudo-science ne lui fassent oublier les principes de la véritable médecine. Pour que son raisonnement soit juste, il faudrait qu'on pût guérir, non pas la prédisposition à la variole, mais la variole même par l'inoculation de la vaccine. Si l'un de nous « s'épuise en vains efforts et cherche à « torturer par des subtilités d'argumentation les faits invoqués à « l'appui de la loi des semblables », ce n'est certainement pas moi. Remarquons en passant le mot *torturer*. M. Bernard le trouve sans doute, pour me servir de son expression, empreint d'une *urbanité charmante*. Il paraît que les homœopathes se complaisent dans les idées de torture. C'est, au reste, la seule réminiscence de ce genre qu'on trouve dans la réfutation de M. Bernard. En écrivant ce vilain mot, il s'est sans doute rappelé involontairement certains pamphlets qu'on ne peut lire sans se heurter contre des termes empruntés au vocabulaire de l'inquisition.

(Page 41) « Aucune substance médicinale, dit M. Bernard, ne « produit nécessairement tous ses effets chez tous les individus. » Cette variabilité d'effets implique nécessairement l'impossibilité de constater par l'expérimentation les propriétés pathogénésiques des médicaments. On n'observe pas cette variabilité d'effets quand on administre les médicaments à doses pondérables. L'emploi des purgatifs, des vomitifs, des narcotiques, etc., produit toujours les mêmes résultats.

(Page 41) M. Bernard répond en quelques mots à une note de mon mémoire (p. 18). Effleurer une objection, ce n'est pas la réfuter. M. Léon Simon, dit-il, parle de l'histoire des empoisonnements. M. Léon Simon parle « d'expérimentation pure pouvant produire « certains états organiques généraux, préliminaires obligés d'affec- « tions tuberculeuses et cancéreuses » (Doctrine de Hahnemann, pp. 41 et 42). Les deux lignes de M. Bernard ne réfutent pas mes réflexions sur le passage dont il s'agit.

(Page 42) « Un certain nombre d'homœopathes, dit M. Bernard, « se servent exclusivement des mêmes doses (pondérables), et « parmi les autres, il n'en est peut-être pas un seul qui n'ait parfois

« recours à des quantités massives. Nous ne faisons pas de la poso-
« logie une condition *sine quâ non.* » Essayez donc de traiter l'apoplexie par des quantités massives d'opium, la cystite par des quantités massives de cantharides, les hémorrhagies utérines par des quantités massives d'emménagogues.

Cette pauvre doctrine homœopathique a été bien mutilée par ses adeptes; d'éliminations en éliminations, qu'en reste-t-il? M. Bernard nous apprend (p. 31), que M. Imbert reproche à Hahnemann « d'avoir exagéré le principe de l'individualisation, et d'avoir négligé « les ressources du diagnostic. » M. Léon Simon fils (même page), s'efforce de démontrer que « Hahnemann n'a pas absolument nié la « maladie pour ne reconnaître que les symptômes. » M. Crétin dit que « la loi des semblables n'est pas l'alpha et l'oméga de la méde-« cine. » M. Bernard (p. 33), ne considère pas « la syphilis, la « sycose et la psore comme les colonnes d'Hercule de la pathologie. » Il croit (p. 37), que « la trituration, la dilution, la succussion, ne « sont pas des règles érigées en dogmes infaillibles. » Il doit tenir fort peu aux propriétés dynamiques, puisqu'il accorde peu d'importance aux procédés qui les développent (p. 35). « Il n'attache « pas au régime homœopathique une importance exagérée, » et il croit qu'on peut « y renoncer d'une manière plus ou moins com-« plète » (p. 42). Il fait bon marché des doses infinitésimales, « il « ne retient comme démontrée que la loi des semblables. » En un mot, pour M. Bernard, l'*Organon tombe,* le semblable *reste*, et le globule *s'évanouit.* Quand je réfute un point de doctrine, il me répond : *Cela n'a pas une importance exagérée. Ce n'est pas une colonne d'Hercule. Ce n'est pas un dogme infaillible. Ce n'est pas un nec plus ultrâ. Ce n'est pas une condition sine quâ non.* C'est fort commode. Quand j'ai écrit une appréciation de l'homœopathie, c'est dans les ouvrages du maître que j'ai puisé les principes de cette doctrine ; c'est à la source qu'il fallait remonter. Si j'avais cherché les principes de l'homœopathie dans les nombreux ouvrages des médecins sortis de l'école de Hahnemann, je ne les aurais pas trouvés. C'est la doctrine développée dans l'*Organon* que j'ai voulu combattre; ceux qui ne l'adoptent pas ne devraient pas me répondre, ce n'est pas à eux que je m'adresse. Au reste, s'il y a des homœopathes révolutionnaires, d'autres sont conservateurs ; selon Léon Simon, ce serait méconnaître l'esprit de l'homœopathie que de ne pas admettre « l'unité et la liaison étroite de tous les principes de la doctrine » (loc. cit.). Certainement, je ne me rallie pas à cette opinion, mais si M. Bernard ne la considère pas comme un article de foi, je ne peux voir en lui un adepte de la doctrine de Hahnemann. « Il faut, dit-il « (p. 51), tenir compte des modifications et des perfectionnements « apportés à l'œuvre du maître par ses nombreux disciples. » Supprimer les principes d'une science, ce n'est pas la perfectionner, c'est la détruire. Si Hahnemann vivait encore, il trouverait M. Bernard bien téméraire, et certainement, il ne le considérerait pas comme son disciple. Bientôt, il ne restera rien des propositions de l'*Organon*, je ne sais même s'il en reste encore quelque chose. M. Bernard devrait en convenir, s'il ne considère pas comme essentiels tous les principes de l'*Organon*; s'il renonce à les défendre, c'est qu'une infinité de raisons s'y opposent, et la première de ces raisons, c'est l'impossibilité de prouver par des raisonnements sérieux que l'erreur est une vérité.

Quoiqu'il en soit, je n'essayerai pas de mettre mon adversaire d'accord avec lui-même, ce serait une tâche difficile. J'ai dit dans mon mémoire (p. 12) « que la doctrine homœopathique est un en- « semble de propositions dans lequel on ne peut saisir aucune filia- « tion logique. » M. Bernard (p. 37) ne doute nullement « qu'il « n'ait fait comprendre la corrélation des principes essentiels de la « doctrine, » néanmoins, comme nous venons de le voir, il fait bon marché de la plupart de ces principes. Mais s'ils sont essentiels, s'il existe entre eux une corrélation évidente, on ne peut en éliminer un seul sans briser le faisceau qui les unit; en d'autres termes, sans anéantir la doctrine. M. Bernard s'embourbe singulièrement dans sa *justification doctrinale;* cela ne l'empêche pas de me dire, en s'efforçant de se tirer de ce mauvais pas, que « je ne connais pas bien « l'homœopathie. »

Au reste, M. Bernard est bon prince, il veut bien déclarer « qu'il « ne forcera pas mes convictions » (p. 48), mais c'est bon pour une fois, « il m'engage à imiter désormais la prudente réserve de « MM. Trousseau et Pidoux. » Voilà qui est magistral; je ne m'attendais guère à recevoir des conseils de M. Bernard.

(Page 42) Je ne comprends pas comment M. Bernard a pu prendre au sérieux la proposition 67 de l'*Organon*. Cette proposition, que je vais reproduire à l'exemple de M. Bernard, n'est évidemment qu'une mauvaise plaisanterie. « Ce n'est que dans des cas extrêmement « pressants où le danger que la vie court et l'imminence de la mort « ne laisseraient point le temps d'agir à un médicament homœopa- « thique, et n'admettraient ni des heures, ni parfois même des mi- « nutes de délai, dans les maladies survenues tout à coup chez des « hommes auparavant bien portants, comme les asphyxies, la ful- « guration, la suffocation, la congélation, la submersion, etc., « qu'il est permis et convenable de commencer au moins par rani- « mer l'irritabilité et la sensibilité à l'aide de palliatifs, tels que de « légères commotions électriques, des lavements de café fort, des « odeurs excitantes, l'action progressive de la chaleur, etc. Dès que « la vie physique est ranimée, le jeu des organes qui l'entretiennent « reprend son cours régulier, parce qu'il n'y avait point ici de ma- « ladie, mais seulement suspension ou oppression de la force vitale, « qui d'ailleurs se trouvait elle-même dans l'état de santé. Ici, se « rangent encore divers antidotes dans les empoisonnements subits : « les alcalis contre les acides minéraux, le foie de soufre contre les « poisons métalliques ; le café, le camphre (et l'ipécacuanha) contre « les empoisonnements par l'opium, etc. »

D'abord, « les cas extrêmement pressants dans lesquels la vie « court un danger, » sont extrêmement nombreux ; Hahnemann ne les indique pas tous, le mot submersion est suivi d'un etc. Léon Simon (Commentaires, p. 553), dit que « les exemples indiqués par « Hahnemann ne sont pas les seuls qu'il soit permis d'invoquer, » il cite un cas de fièvre intermittente pernicieuse algide dans lequel il a employé les sinapismes, le vin de Bordeaux, et le sulfate de quinine à la dose de quatre grains. Dans un cas de grossesse, il eut recours à la saignée, et les symptômes qu'il observa étaient évidemment ceux de la pléthore. Rucco conseille la saignée dans l'apoplexie. Or, si Hahnemann conseille le traitement allopathique dans les cas très nombreux où la vie court un danger, il est évident, comme je l'ai dit dans mon mémoire (p. 20), « qu'il conseille l'homœopathie dans « les maladies légères, dans les maladies qui se terminent heureuse- « ment sous l'influence des moyens hygiéniques, et la médecine or- « dinaire dans les maladies graves qu'un traitement non homœopa-

» thique peut seul préserver d'une terminaison funeste. » Il est vrai, *risum teneatis*, que Hahnemann ne considère pas l'asphyxie, la submersion, la congélation, etc., comme des maladies, ce ne sont là que de vaines apparences morbides; la force vitale, opprimée il est vrai, est dans l'état de santé; aussi, après le succès obtenu par le traitement allopathique, il recommande les doses infinitésimales; mais quoiqu'il en dise, ce n'est là qu'un luxe inutile, qu'un moyen simulé d'action thérapeutique. Quand les agents réellement curatifs, que Hahnemann a l'impudence de nommer palliatifs, ont éloigné tout danger, à quoi servent les globules? Evidemment, M. Bernard a été dupe d'une haute mystification. Il fait appel à la bonne foi de ses lecteurs, moi je fais appel à leur bon sens. On a certainement remarqué dans la proposition 67 de l'*Organon* les idées lumineuses de Hahnemann sur l'asphyxie et sur la santé de la force vitale. Si M. Bernard sait ce que signifient *la santé d'une force, et l'asphyxie qui n'est pas une maladie, mais l'oppression d'une force*, je lui en fais mon compliment. « Un des mérites de l'homœopathie, dit-il, c'est d'élaguer les dissertations vaporeuses.» On ne s'en douterait pas.

(Page 43) Je ne sais si M. Bernard renonce à l'homœopathie dans le traitement des lésions chirurgicales. Il reconnaît « qu'elles peuvent « susciter des indications préalables, » mais il ne nous dit pas si après avoir satisfait à ces indications, l'administration du globule doit terminer le traitement. Faut-il, par exemple, après l'opération de la hernie, compléter le traitement par quelque dose infinitésimale. Le mot préalable semble autoriser cette interprétation de la pensée de M. Bernard. « Mais sur le terrain des maladies proprement « dites, la médication homœopathique (lisez : le nihilisme) doit « régner en souveraine. » (Pas encore, M. Bernard, je me révolte contre cette prétention despotique.) « S'il arrive parfois à un homœ« opathe (lisez : à un nihiliste,) de faire de l'empirisme (lisez : du « rationalisme), c'est parce qu'il existe des médicaments encore mal « étudiés (ajoutez : et des maladies graves qui réclament un traite« ment moins insignifiant que le nihilisme). Mais cette étude se « complète tous les jours (permettez-moi de n'en rien croire), et « l'empirisme (lisez : le rationalisme) ne sera bientôt pour nous « qu'une méthode très-exceptionnelle. » (Je suis de plus en plus incrédule.)

(Page 43) M. Bernard ne croit pas comme M. Dumas « qu'il faut « donner à une personne en santé une dose de médicament, puis « recueillir pendant deux ou trois mois les symptômes observés. « Cette règle, dit-il, n'est indiquée nulle part par Hahnemann. » Il me semble que cette règle est la conséquence nécessaire des expérimentations. Si un médicament peut produire deux mille symptômes, il est évident que leur manifestation successive doit exiger un temps fort long, à moins cependant qu'on n'admette que les expérimentations pathogénésiques ont été faites simultanément sur plusieurs personnes, et que les symptômes observés ne soient la somme des effets produits chez les amis dévoués qui ont bien voulu se prêter à ce genre de divertissement.

(Page 45) J'ai donné comme exemple de traitement homœopathique la cure des vertiges d'après Rucco. M. Bernard me répond que le résumé de ce médecin « ne donne que des indications sommaires et incomplètes. » Je ne pouvais emprunter mon exemple qu'à un médecin homœopathe, et je dois croire que Rucco, dans le traitement des vertiges, se conformait aux indications qu'il a données dans son livre. S'il y a des dissidences parmi les homœopathes, ce n'est pas ma faute. « En homœopathie, dit M. Bernard, on tient « compte de tous les symptômes. » Je le sais bien, mais dans l'exemple que j'ai emprunté à Rucco, la collection symptomatique ne se compose que de deux symptômes. Dans une infinité de cas, le traitement homœopathique ne s'adresse qu'à un seul symptôme. M. Bernard trouve fantaisistes mes calculs sur la durée du traitement des vertiges ; mais si la durée de l'action d'un médicament est de vingt et un jours, et si, cinq jours après son administration, on prescrit un second, l'action du premier peut n'être pas épuisée, le malade est donc soumis alors à l'action de deux médicaments ; or, Hahnemann prescrit d'employer les médicaments à l'état simple ; mes calculs ne sont donc pas fantaisistes. « Hahnemann, dit M. Bernard, n'a voulu fournir que des données approximatives sur la « durée d'action des médicaments. » C'est à ces données approximatives qu'on doit appliquer la qualification de fantaisistes; ce qui est approximatif ne doit pas être exprimé en chiffres.

(Page 48) M. Gueyrard, dit M. Bernard, refusa de continuer ses essais à l'Hôtel-Dieu de Lyon parce qu'un des malades avait été saigné, et parcequ'on avait fait des fumigations dans la salle. Quelle est la valeur de ce prétexte ? M. Bernard avoue « que les médecins « homœopathes n'attachent pas au régime homœopathique une impor- « tance exagérée, et qu'il en est même plusieurs qui y renoncent d'une « manière plus ou moins complète. » Tous les préceptes relatifs au régime n'ont pas une égale importance. On ne peut nier la valeur de ceux qui sont du ressort de l'hygiène; mais que le parfum d'une rose, d'un cosmétique suffise pour expliquer un insuccès, cela n'est pas sérieux. Ce ne sont là que des circonstances dont Hahnemann prenait acte quand il voulait se pourvoir en cassation contre des faits cliniques défavorables à sa doctrine.

Il paraît que l'observation des préceptes de l'hygiène n'est pas moins indispensable pour les médicaments homœopathiques que pour les malades. Ces médicaments sont doués d'une extrême susceptibilité ; un séjour de quelques minutes dans une officine pharmaceutique répandant des émanations odorantes suffit pour anéantir toutes leurs propriétés. En un mot, il y a, comme le dit spirituellement M. Dumas, entre les médicaments préparés homœopathiquement, et les médicaments ordinaires, *une incompatibilité d'humeur* qui ne permet pas de les réunir dans la même officine. C'est pour ce motif que l'auteur d'une pétition adressée au Sénat, demande pour les médecins homœopathes l'autorisation de préparer et de vendre eux-mêmes leurs médicaments. C'est pour les soustraire aux désagréments d'un voisinage vulgaire que les pharmaciens conservent les médicaments homœopathiques dans un appartement éloigné de leur officine. On ne peut qu'applaudir à la pensée délicate qui leur inspire cette sage précaution.

(Page 49) M. Bernard ne croit pas devoir discuter le fait clinique que j'ai reproduit (p. 37). Ce serait peut-être un peu difficile. J'aime à croire qu'il n'a pas lu avec dédain un fait emprunté à Hahnemann, « au grand homme auquel je m'attaque, » dit M. Bernard, qui me considère sans doute comme sacrilége ; au grand homme qu'il place sans façon, de concert avec M. Imbert, sur la même ligne que Harvey, Haller, Bichat, Laennec (p. 49). Pourquoi pas ? On l'a bien comparé à Newton. Après tout, ne nous plaignons pas trop, ces hommes que nous considérons à tort comme célèbres, quelle médecine connaissaient-ils? « Une pauvre allopathie » (p. 50). MM. Imbert et

Bernard sont bien bons de les placer sur la même ligne que Hahnemann. S'ils vivaient de notre temps, comme ils seraient heureux d'offrir l'expression de leur reconnaissance à MM. Bernard et Imbert ! Quant aux Académies et aux Facultés, c'est différent, n'en parlez pas aux homœopathes, ils vous répondront que les Académies ne sont pas faites pour des gens comme eux. Cependant, ces corps savants peuvent offrir quelque utilité. M. le docteur Imbert croit qu'on pourrait en faire « des bureaux d'enregistrement » (p. 49), et M. le docteur Bernard est assez disposé à se rallier à cette opinion. On pourrait leur en faire la proposition. Assurément, les Académies seraient très-flattées d'enregistrer les miracles des dilutions et des globules.

(Page 49) « Je néglige, dit M. Bernard, de consigner la réponse « de M. Léon Simon à M. Marmorat : La multiplicité et la contin- « gence des effets médicamenteux s'opposaient, et s'opposent encore à l'acceptation des conditions de M. Marmorat. » M. Bernard néglige de dire que « les conditions de M. Marmorat, acceptées d'abord avec « empressement, furent repoussées dans la séance suivante. La nuit « avait porté conseil » (Lettre de M. Marmorat). La réponse et le refus de M. Léon Simon n'ont eu qu'un seul tort, c'est d'arriver vingt-quatre heures trop tard, et de succéder à une acceptation.

« Les tableaux synoptiques de la matière médicale pure, dit « M. Bernard, ne sont que des moyennes prises d'une foule « d'expériences. » Si les tableaux synoptiques ne sont que des moyennes, les résultats de l'expérimentation doivent être bien variés, bien incertains, ils ne peuvent donc conduire ni à la certitude pathogénésique, ni à la certitude thérapeutique. Quant aux expériences physiologiques de M. Imbert sur l'arsénic, en attendant des résultats plus nombreux, on me permettra de n'y voir qu'une coïncidence fortuite. M. Bernard a-t-il répété les expériences de M. Imbert ? Dans l'affirmative, pourrait-il indiquer le chiffre de ses expérimentations et faire connaître leurs résultats ? Au reste, il ne faut pas, dans ces essais, accorder de l'importance à des phénomènes insignifiants. Après l'administration d'une dose infinitésimale d'arsénic, faut-il s'empresser d'entonner le *Te Deum*, si on signale l'apparition de quelque pointillé infinitésimal ? En homœopathie, doses, symptômes, effets thérapeutiques, tout est infinitésimal, l'enthousiasme et l'illusion exceptés. Les lésions chirurgicales que certains homœopathes prétendent avoir guéries par les globules ne pouvaient être que des lésions infinitésimales.

A propos du fait clinique que j'ai emprunté à Hahnemann, M. Bernard me demande pourquoi « je néglige complétement les observa-« tions scientifiques inscrites par milliers dans la littérature ho-« mœopathique ? » (p. 49) Je lui répondrai que la reproduction de ces milliers d'observations aurait un peu augmenté l'étendue de mon mémoire. Pour reproduire toutes ces billevesées, il faudrait y être condamné par la Cour d'appel. J'ajouterai que M. le docteur Crétin, dans la séance de la Société médicale homœopathique de Paris du 3 décembre 1866, parle avec un profond mépris de toute cette littérature, objet de l'admiration de M. Bernard (v. mon second mémoire, p. 23). C'était un motif de plus pour me dispenser de citer ces milliers de faits. On ne peut exiger que j'accorde la moindre attention à des observations condamnées par un médecin dont mon adversaire ne contestera pas la compétence en homœopathie. Quant aux expériences de M. Tessier, que je me suis abstenu de signaler, au grand étonnement de M. Bernard (p. 48), je rappellerai qu'en 1852, ce médecin a appelé M. le professeur Cruveilhier en consultation et qu'une formule allopathique proposée par M. Cruveilhier a été acceptée par M. Tessier (Abeille médicale, 1852, p. 314). Je crois donc que les convictions homœopathiques de ce médecin ne sont pas très-profondes, et je n'accorde aucune importance à ses observations.

J'ai attribué l'agitation extraordinaire que certaines personnes affirment avoir éprouvée par le fait de l'administration d'un globule à une extrême susceptibilité nerveuse ou à une erreur pharmaceutique. On ne peut certainement méconnaître cette susceptibilité chez certaines personnes que l'homœopathie a la puissance d'émouvoir. Griesselich, dont mon adversaire ne contestera pas la compétence, reconnaît l'influence de l'imagination sur les malades soumis au traitement homœopathique. J'ai cité dans mon second mémoire le passage de Griesselich auquel je fais allusion (p. 19). Pourquoi nier l'évidence? Le pouvoir de l'imagination sur la guérison de certaines maladies n'a jamais été mis en doute par aucun médecin. Dans mon mémoire (p. 38), j'ai cité comme exemples la guérison du hoquet par la frayeur, de la fièvre intermittente par une émotion morale, d'accès d'hystérie par des globules qui ne contenaient que du sucre de lait. Pourquoi M. Bernard garde-t-il le silence sur ces faits? Supprimez dans le traitement homœopathique des maladies peu graves les effets curatifs produits par l'imagination, par l'hygiène, par la spontanéité médicatrice, que reste-t-il? rien. M. Curie, docteur homœopathe, affirme « que ce ne sont pas les doses infinitésimales « qui agissent dans la guérison d'une maladie, mais bien la nature, « qui n'est pas entravée, et qui le sera d'autant moins que le remède « sera plus nul. » (Société médicale homœopathique de Paris, séance du 3 décembre 1866.) M. le docteur François, dont M. Bernard invoque le témoignage (p. 30), avoue « qu'assez souvent il a vainement attendu un effet quelconque des remèdes homœopathiques « donnés à dose infinitésimale, et c'est un reproche qu'il leur « adresse; d'autres fois, ils développaient une vive réaction, des « troubles variés, sans soulagement ultérieur. » Cette variabilité d'effets thérapeutiques ne nous autorise-t-elle pas à appliquer aux succès obtenus par M. François l'interprétation de M. Curie. Quant « aux troubles variés sans soulagement ultérieur » produits par la médication homœopathique, peut-on leur attribuer une autre cause que l'influence de l'imagination sur des organisations très-impressionnables?

Qui ne croirait aux convictions homœopathiques de M. le docteur Fallot en lisant les citations que lui emprunte M. Bernard? Une citation isolée ne prouve rien. Si M. Fallot, comme président de l'Académie, a adressé quelques paroles de bienvenue à des médecins étrangers en 1856, il fallait bien y mettre un peu de courtoisie, ces étrangers fussent-ils homœopathes; mais puisque M. Bernard a lu la discussion homœopathique qui a eu lieu à l'Académie en 1849 et 1850, il ne doit pas ignorer que M. Fallot est un adversaire de la doctrine de Hahnemann. Quant au passage emprunté par M. Bernard à un discours de M. Fallot (p. 35), je crois que la réponse de M. Fallot lui-même se trouve dans le volume du Bulletin de l'Académie qui lui a fourni la citation.

Est-il nécessaire, pour terminer ces détails personnels, de répondre à cette assertion de M. Bernard: « Broussais est mort homœo- « pathe »? Broussais, affaibli par les douleurs d'une longue maladie, Broussais mourant était-il encore dans toute la puissance de son génie?

Reste l'opinion de Trousseau sur Hahnemann, sur la loi des semblables, sur l'expérimentation pure, sur les infinitésimaux, etc. Personne n'a contesté à ce médecin sa liberté d'appréciation. J'ai été je ne dirai pas l'élève, mais l'auditeur de Trousseau, et n'en déplaise à M. Bernard, j'ai le droit de dire que dans l'étude des propriétés thérapeutiques des médicaments, ce professeur a trop donné carrière à son imagination. L'adage de Trousseau, *que m'importe s'il guérit?* ne peut conduire qu'à un empirisme aveugle; or, je l'ai déjà dit, l'empirisme ne peut être qu'un accident, jamais un principe, et à moins qu'il ne s'agisse de maladies dont nous ne connaissons ni le siége ni la nature, *la thérapeutique doit dériver de la pathologie ;* la connaissance de la nature d'une maladie conduit par analogie à la connaissance des moyens curatifs qu'on doit lui opposer.

J'ai dit que l'agitation extraordinaire produite par l'administration d'un globule peut être le résultat d'une erreur pharmaceutique. De semblables erreurs sont possibles, et il en existe malheureusement de tristes exemples. M. Bernard me demande « si j'ai voulu faire un argument ou une insinuation injurieuse. » Cette question est absurde, et je ne devrais pas y répondre. « Certains ennemis de « l'homœopathie, dit M. Bernard, murmurent tout bas que beau-« coup de médicaments homœopathiques sont des poisons éner-« giques. » Murmurer tout bas ! Telle n'est pas mon habitude. J'ai dit bien haut (p. 21 de mon mémoire), « que la trentième dilution « ne contient réellement que de l'eau distillée, quant à la substance « médicamenteuse, elle n'en contient pas un atôme. » Or, le néant n'est pas un poison. Il y a cependant des hommes qui affirment que les médicaments homœopatiques peuvent être des poisons, mais ces hommes sont précisément, M. Bernard ne l'ignore pas, les médecins homœopathes; qu'on lise plutôt ce passage que j'emprunte à la page 11 de mon mémoire : « Hahnemann recommande de n'imprimer à « chacun des trente flacons que deux secousses, et, dans le broye-« ment des poudres, de borner à une heure la durée des frottements, « afin que le développement de la force dynamique, s'étendant à l'infini, « ne dépasse pas les bornes que la prudence prescrit. La puissance « dynamique que les frottements ou les secousses développent dans « le mélange est vraiment formidable; une goutte de Drosera rotun-

« difolia à la trentième dilution menace la vie d'un enfant atteint de « coqueluche. » Léon Simon a vu des malades « chez lesquels une « cuillerée de la dissolution de trois globules de belladone à la dix- « huitième dilution dans cent vingt grammes d'eau avait amené des « symptômes toxiques évidents » (*Commentaires*, page 531). Comment donc M. Bernard a-t-il pu dire que « les erreurs pharmaceutiques pos- « sibles sont nécessairement plus rares et de moindre importance en « homœopathie qu'en allopathie ? » Voilà un démenti donné à Hahnemann, voilà surtout un démenti donné à M. Bernard par M. Bernard lui-même, car, le croirait-on ? ces propriétés toxiques des doses infinitésimales, « qu'il repousse énergiquement » (p. 51), il s'évertue à en prouver l'existence (p. 24) et à l'appui de cette opinion, il invoque les expériences de M. Bouchardat. En écrivant la fin de son mémoire, il en oublie le commencement. Il va sans dire que pour moi, toutes ces propriétés toxiques et les procédés qui les développent ne sont que de mauvaises plaisanteries, et sur ce point, M. Bernard, malgré les contradictions dont il ne parait pas se douter, n'est pas moins incrédule que moi. « On peut, dit-il, descendre très-bas dans l'échelle des « doses, sans que les médicaments soient privés de leurs proprié- « tés » (p. 7); mais selon l'auteur de l'*Organon*, les propriétés des médicaments ne sont pas seulement conservées, elles deviennent plus énergiques par l'atténuation et la dynamisation. Mais M. Bernard se moque bien des propriétés des doses infinitésimales; en homœopathie, il n'est pas très orthodoxe : quand un principe le gêne, il a bientôt fait ; ce n'est pas un principe, dit-il, c'est une règle. C'est bonnet blanc et blanc bonnet. Règles ou principes, croit-il aux propositions de l'*Organon*, oui ou non ? Dans le premier cas, qu'il les défende, dans le second, nous sommes d'accord. Mais si M. Bernard ne croit pas aux propriétés énergiques des doses infinitésimales, du moins à la page 51 de sa justification, d'autres homœopathes les admettent comme démontrées. S'il veut se donner la peine de relire la citation qu'il a empruntée au discours prononcé par M. François à l'Académie, il pourra se convaincre que « les doses infinitésimales « développent quelquefois *une vive réaction et des troubles variés* « sans soulagement ultérieur. » Cela calmera un peu son émotion, et il sera sans doute moins disposé « à témoigner de l'esprit qui « m'anime. » Je lui ferai remarquer aussi que dans le passage de mon Mémoire qu'il reproduit, je parle d'agitation et non d'aggravation.

(Page 50) « Au fond de cette triste argumentation, dit M. Bernard, « il n'y a qu'un pénible essai d'expliquer ce qu'on ne peut nier. » Je n'y comprends plus rien, M. Bernard admet-il l'existence de cette agitation extraordinaire qui tout à l'heure lui causait une si vive émotion ? Il m'objecte « les succès de l'homœopathie dans les « maladies des enfants et dans l'art vétérinaire. Dans le Hainaut, « dit-il, M. Brenier doit le savoir (non vraiment je ne le sais pas), « la plupart des grands éleveurs de bétail vantent hautement les « résultats de l'homœopathie, et s'en servent tous les jours avec « succès. » Les éleveurs de bétail ne sont pas compétents sur une question de médecine vétérinaire.

Au dire de M. Bernard, « mon argumentation est triste. » S'il y a quelque chose de profondément triste dans cette discussion, c'est son mémoire. Si dans quelques années, plus mûri par la méditation et par l'étude, il écoute la voix de la raison, il relira avec étonnement, et sans doute avec regret, le triste plaidoyer qu'il a eu le courage d'écrire en faveur d'une doctrine vouée à l'oubli dans un avenir peut-être peu éloigné. Quel que soit l'aveuglement de M. Bernard, croit-il donc que l'homœopathie à des droits au respect ? Elle n'a pas même de droits à l'indulgence. Le praticien qui adopte les principes de Hahnemann se place lui-même en dehors du corps médical, bien que la science médicale ne lui fasse pas défaut. L'enseignement oral et l'étude des ouvrages didactiques l'ont conduit à la connaissance de l'organisation humaine, de ses fonctions, des agents qui la modifient ; pour lui, l'enseignement clinique a ajouté à l'exposition des théories l'autorité des faits ; les examens qu'il a été appelé à subir, le diplôme qui lui a été conféré, témoignent de son initiation à la connaissance des diverses branches des sciences médicales, son titre de médecin est donc légal et ne peut cesser de l'être ; mais s'il renonce aux principes de la science qu'il doit posséder par le fait même de son diplôme, s'il affirme avec Hahnemann que « l'histoire « naturelle, la physique, l'anatomie, la physiologie, la botanique, si « recommandable à tant d'autres égards, *n'ont contribué en rien à « perfectionner l'art de guérir lui-même,* » si, par conséquent, au point de vue médical, le seul dont il s'agisse dans cette discussion, toutes ces sciences ne sont pour lui comme pour Hahnemann que *des sciences de luxe,* le titre de médecin considéré dans son sens véritablement scientifique, ne peut plus lui convenir ; il y renonce.

(Page 51) « Lire et comprendre sont deux choses distinctes, dit « M. Bernard, et j'ai déjà prouvé à M. Brenier que malgré ses études « spéciales sur la question, il ne saisissait pas toujours le véritable « sens de la doctrine homœopathique. *Ab uno disce omnes.* » En d'autres termes, j'ai lu et je n'ai pas compris ; M. Bernard connaît l'homœopathie et je ne la connais pas. Ce n'est pas là un argument. M. Bernard m'a prouvé ! M. Bernard ne m'a rien prouvé du tout. Il interprête l'*Organon* à sa manière, je l'interprête à la mienne. Qui de nous deux se trompe ? Il n'appartient ni à M. Bernard ni à moi de prononcer. Je prends pour juges les médecins qui ont lu mon mémoire et sa réfutation.

Tous les médecins, je crois, ont le droit de discuter la doctrine de Hahnemann; il n'existe pas de doctorat homœopathique, excepté cependant au Canada, où M. Bernard nous apprend « que l'on délivre « des diplômes à ceux qui veulent pratiquer l'homœopathie » (p. 54), mais en Belgique, Dieu merci ! les jurys d'examen ne délivrent pas encore le diplôme de docteur en homœopathie. Au reste, je ne me sens nullement disposé à baisser pavillon devant la science homœopathique, fût-elle représentée par un docteur homœopathe diplômé au Canada. L'affirmation de sa supériorité relative dénote chez M. Bernard beaucoup de suffisance, et son *ab uno disce omnes* n'atténue pas l'inconvenance de ses paroles.

(Page 52) M. Bernard me reproche d'assimiler l'homœopathie aux sciences occultes. Mais ces effets médicamenteux que Hahnemann est presque tenté d'appeler « spirituels, dynamiques ou virtuels » (*Organon*, proposition 288), « ces propriétés tout à fait positives déve« loppées par l'atténuation dans des substances inertes à l'état mas« sif » (p. 38), cette énergie thérapeutique en raison inverse de la masse médicamenteuse, ne doivent-ils pas être considérés comme des qualités occultes ? Si le dynamisme médicamenteux n'est pas une propriété occulte, que M. Bernard l'explique. Je l'ai dit dans mon mémoire : si l'on admet le principe de l'expérimentation en tout, il faut accepter toutes les conséquences de ce principe. Si l'expérimentation seule donne le droit d'affirmation et de négation, pourquoi ferait-on une exception pour les sciences occultes ? Mon argumentation est-elle légitime ? Voilà toute la question. On la trouve offensante, que veut-on que j'y fasse? Si je dois m'interdire les arguments qui déplaisent à mes adversaires, la discussion est impossible. Si des hommes qui ont parcouru le cercle des études médicales, croient à une pseudo-science digne d'être classée parmi les sciences occultes, si cette prétendue science excite l'enthousiasme chez des savants qui possèdent des connaissances approfondies sur les sciences mathématiques ou qui cultivent avec succès les diverses branches des sciences physiques et naturelles, ce n'est pas ma faute, je m'écrie avec l'Apôtre : *O altitudo*! Après tout, on ne peut pas exiger de moi que j'exprime pour les rêves scientifiques de Hahnemann une estime qu'ils ne m'inspirent pas. Il serait étrange qu'on vînt me dire : Ou parlez de l'homœopathie avec respect, ou gardez le silence sur cette doctrine. Où en serions-nous, si avant d'écrire une appréciation de la doctrine homœopathique, il fallait se préoccuper des opinions de tel et tel médecin, et de la crainte de leur déplaire? que m'importent les déplaisirs de M. Bernard et de ses confrères en homœopathie?

Quels motifs peuvent alléguer les défenseurs, quand même, de l'expérimentation pour y renoncer quand il s'agit de sciences occultes? L'absurdité? Mais M. Bernard ne dit-il pas « qu'à ce point de vue, on « pourrait contester mon refus absolu d'expérimentation?» A l'appui de cette assertion, il invoque l'autorité de Baglivi, de Broussais, d'Arago. Je suis plein de respect pour la mémoire de ces grands hommes, mais ce respect n'implique pas une soumission aveugle qu'ils n'ont jamais eu la pensée d'imposer à personne. En disant qu'on ne peut nier tout ce qu'on ne peut expliquer, Arago n'a pas prétendu émettre un principe absolu. Le sens restrictif du mot *tout* est évident. Que dirait M. Bernard si, par exemple, on lui contestait le droit de nier la chiromancie parce qu'il ne peut pas l'expliquer? Si la pensée d'assimiler l'homœopathie à une science occulte émeut si vivement M. Bernard, pourquoi cite-t-il avec tant de calme l'article homœopathie que Requin a publié dans le supplément au Dictionnaire des dictionnaires de médecine? L'appréciation de l'auteur de cet article est bien plus sévère que la mienne. L'impitoyable censeur signale à la verve railleuse des Lucien et des Voltaire du vingtième siècle la brillante découverte, objet de l'admiration de M. Bernard.

M. Bernard reconnaît certainement le néant des sciences occultes, mais est-il bien certain, qu'à cet égard, tout le monde est incrédule? Un médecin (était-il sincère?) a avoué en ma présence sa croyance à l'uromancie. Le magnétisme est admis par plusieurs médecins, et par Hahnemann lui-même. Ne sont-ce pas là des sciences occultes? Mais c'est précisément ce caractère mystérieux qui, dans le monde aristocratique, donne à la médecine de Hahnemann un si grand prestige. Longtemps avant moi, Trousseau, que M. Bernard cite avec tant de complaisance, ne pouvait parler d'homœopathie sans redouter le retour de l'illuminisme, de la Kabbale, de l'astrologie (Journal des connaissances médico-chirurgicales, 1833), et je ne sache pas que les homœopathes lui en aient fait un crime. Il est vrai que depuis, Trousseau, au nom du progrès, s'est joint aux admirateurs de Hahnemann, et il place sans façon dans la magistrature assise les adversaires de ce grand homme qu'il condamne à l'immutabilité; « Sénat con« servateur qui se lève pour s'opposer à toute idée nouvelle, quel« quefois pour reculer, jamais pour avancer. » Je répondrai à Trousseau que si le progrès est souvent une innovation, l'innovation n'est pas toujours un progrès. Faudrait-il par hasard, au nom du progrès, croire aux folies du spiritisme et des tables tournantes? *Melius est sistere gradum quam progredi per tenebras*, dit Gaubius. Avancer, c'est très-bien, mais tâchons de ne pas avancer vers des moulins à vent. Les idées nouvelles! Mais l'homœopathie n'est pas précisément une nouveauté, elle date de 1810. On peut donc, sans injustice, réclamer une place dans la magistrature assise pour les défenseurs d'idées chimériques qui ont fait leur temps.

(Page 53) M. Bernard dit « que je me suis vu forcé de rendre hom« mage au talent de deux adeptes de l'homœopathie, Risueno et « Léon Simon père. » Cet hommage entièrement spontané ne m'a coûté aucun effort, mais je dois faire remarquer à M. Bernard que cet hommage s'adresse aux ouvrages publiés par Léon Simon avant son adhésion à la doctrine homœopathique, et aux ouvrages de Risueno qui sont étrangers à l'homœopathie.

(Page 53) M. Bernard donne le nombre des médecins homœopathes dans quelques pays, il indique en outre le nombre des hôpitaux et des sociétés homœopathiques de l'Allemagne. Comment a-t-il pu se résoudre à reproduire cette statistique? 555 homœopathes en

Allemagne, 453 en France, 283 dans les Iles Britanniques, 136 en Italie, etc., ce ne sont pas là des chiffres qu'un homœopathe peut aligner avec une bien vive satisfaction. 453 homœopathes dans un pays qui compte peut être vingt mille médecins ! Cette imperceptible minorité serait-elle considérée par M. Bernard comme l'élite du corps médical? Mais dans quels documents officiels MM. Thayer et Bernard ont-ils puisé les éléments de cette statistique? Pour connaître le chiffre du personnel médical dans un pays, il suffit de consulter les tableaux de récensement, mais je ne sache pas que dans ces tableaux, il y ait une colonne spécialement destinée aux convictions homœopathiques. En voilà des calculs fantaisistes. Faire le récensement des homœopathes! Autant valait, à une autre époque, faire le récensement des classiques et des romantiques. M. Bernard indique le nombre des homœopathes en Allemagne, dans l'Amérique du Nord, dans l'Amérique du Sud, dans les Iles Britanniques, en Espagne, en Italie, en France, c'est prodigieux. Si l'on me demandait combien il y a d'homœopathes à Mons, il me serait impossible de le dire. D'ailleurs, une semblable statistique doit reposer sur des données bien fugitives. Tel médecin est homœopathe aujourd'hui, le sera-t-il dans huit jours? Personne n'est obligé de prêter serment de fidélité à l'homœopathie.

(Page 53) Plusieurs villes d'Allemagne, dit M. Bernard, ont élevé des statues à Hahnemann. Soit, j'accepte cette rectification. Il m'invite à aller contempler à Leipzig et à Kœten la statue du *grand homme*. Grand merci, je ne désire nullement me procurer cette distraction, c'est à M. Bernard d'accomplir ce pieux pèlerinage; pour moi, je ne tiens pas plus à contempler la statue de Hahnemann que je n'ai tenu à contempler sa personne. Espérons que les deux statues élevées en son honneur dureront plus longtemps que les trois cent soixante statues de Démétrius de Phalère, et qu'elles survivront à la science des globules.

(Page 54) Je sais qu'on publie chaque année de nombreux ouvrages sur l'homœopathie, mais bien certainement cette doctrine ne sert de base à aucun des ouvrages classiques publiés depuis le commencement de notre siècle jusqu'aujourd'hui, depuis l'ouvrage de Pinel jusqu'à celui de Grisolle; elle n'y est même pas mentionnée. On ne trouverait peut-être pas une seule fois le mot homœopathie et le nom du créateur de ce mot dans tous les volumes des deux dictionnaires dont la publication est commencée depuis plusieurs années. Que dira-t-on, dans un avenir peut-être peu éloigné, de toute cette littérature homœopathique si admirée par M. Bernard? « Quelle litté- « rature, s'écrie M. Crétin, que celle que M. Simon craint de voir « brûler ! » (Soc. méd. hom. de Paris, séance du 3 décembre 1866.) Mon adversaire aime à citer MM. Trousseau et Pidoux, pourquoi ne cite-t-il pas les discours prononcés à cette séance par MM. Curie, Crétin et Jousset? Il est vrai que ces médecins n'appartiennent pas, pour me servir de l'expression de M. Bernard, *au camp ennemi.* Cela explique le silence prudent de M. Bernard.

J'ai dit (p. 51 de mon mémoire) qu'il est impossible d'avoir deux convictions en médecine; M. Bernard allègue comme excuses « une « connaissance imparfaite de la méthode homœopathique, et les vi- « cissitudes d'un esprit partagé entre les souvenirs du passé, et les « enseignements de la thérapeutique nouvelle (p. 55). Je ne comprends pas ce raisonnement; on croit ou on ne croit pas. Faut-il un tiers de siècle pour acquérir la connaissance de la thérapeutique nouvelle et se former une conviction?Les malades placés au beau milieu de ces vicissitudes doivent se trouver dans une position fort délicate,et ne peuvent que rester en équilibre entre les doses infinitésimales et les doses pondérables. On reproche aux médecins des dissidences, mais que dire des dissidences médicales émanant d'un cerveau qui renferme des convictions opposées? M. Bernard « ne se sent pas « le triste courage d'insulter les médecins qui font de l'éclectisme. » Oh moi non plus, paix leur soit; je suis très-disposé à les laisser en repos dans leurs vicissitudes, mais Hahnemann est moins tolérant; on ne peut imaginer d'insultes plus graves que celles qu'il adresse aux éclectiques à la fin de la préface de l'*Organon*. J'aurais voulu m'abstenir de citer des injures dont je suis loin d'approuver la violence, mais on m'y oblige, je prie le lecteur de comparer le passage que je vais reproduire avec la page 51 de mon mémoire, et de dire de quel côté se trouve l'insulte.

« Lorsque des homœopathes se laissant entraîner à de semblables « erreurs, essaient de mêler les pratiques fautives de l'allopathie à « leurs prétendus traitements homœopathiques, ils montrent par là « qu'ils n'ont pas une connaissance complète de notre doctrine. Ils « font preuve en même temps de paresse, d'un mépris impardon-

« nable des souffrances des hommes, d'une présomption ridicule et « d'une négligence inexplicable qui les empêchent de rechercher le « meilleur spécifique homœopathique pour chaque cas de maladie. « Ils agissent ainsi par cupidité, et par d'autres motifs moins nobles encore. »

Moins exclusif que son maître, M. Bernard veut bien « rassurer les « médecins qui sont *effrayés* par les infinitésimaux » (p. 41). C'est trop de bonté; les infinitésimaux sont très-inoffensifs, et *n'effraient* personne. » Il est prêt *à tendre la main* (*soyons amis, Cinna, c'est* « *moi qui t'en convie*), aux confrères de bonne volonté qui veulent « essayer l'application de la loi des semblables en se servant de doses « pondérables. » C'est trop de sans façon et trop de prosélytisme. Décidément, M. Bernard se met à son aise, je crois vraiment qu'il est assez disposé à nous accepter comme élèves; c'est très-généreux, mais aucun médecin ne peut, sans illogisme et sans légèreté, même sous la direction obligeante et empressée de M. le docteur Bernard, se livrer à des essais que sa raison repousse. Dire que « la posologie n'est « pas une condition *sine quâ non* » (p. 42), c'est vraiment trop fort. Les doses pondérables sont condamnées par Hahnemann « comme « infailliblement nuisibles, même quand leur choix est parfaitement « homœopathique. » (*Organon*, propositions 253, 275, 276.) Si M. Bernard ne croit plus à la doctrine de Hahnemann, qu'il le dise, toute discussion est superflue. Discuter avec un homme qui affirme sa croyance à une doctrine, et qui semble bien près de ne plus y croire, c'est intolérable. Dans la discussion qui a eu lieu à l'Académie de médecine en 1849 et 1850, aucun homœopathe n'a déserté les principes de l'*Organon*. Léon Simon, dans ses commentaires, accorde une égale importance à tous ces principes, et ne parle pas « de règles « de dogme infaillible, de condition *sine quâ non*, de *nec plus ultrà*, « de colonnes d'Hercule, etc. Les chicanes de M. Bernard fatigueraient la patience la plus robuste; pour discuter avec lui, il ne suffit pas d'être docteur en médecine, il faudrait être docteur en droit. Ses arguments captieux ne peuvent s'adresser qu'aux hommes frivoles qui préfèrent le paradoxe à la vérité. Si les gens du monde veulent apprécier l'homœopathie avec connaissance de cause, il faut qu'ils se résignent à lire non-seulement la justification de M. Bernard qui ne justifie absolument rien, mais les ouvrages de Hahnemann. Admirer sur parole ce qu'on ne veut pas se donner la peine de connaître, c'est déraisonnable; s'écrier en frappant la terre du pied : *cependant, cela guérit*, c'est montrer beaucoup de simplicité.

(Page 55) « Dans les cas désespérés et incurables, dit M. Bernard, « faut-il reprocher à un médecin de contenter les caprices d'un « malade qu'il se sent impuissant à guérir ? » Non sans doute, ce serait inhumain; mais le médecin qui n'a pas renoncé aux principes de la science doit alors se récuser, et prier son client de s'adresser à un homœopathe. Il peut du reste, si le malade en exprime le désir, lui faire comme ami, des visites qu'il ne peut plus lui accorder comme médecin. Mais si les éclectiques ne voient dans l'homœopathie qu'un moyen de satisfaire les caprices des malades qu'ils ne peuvent guérir, qu'ils cessent donc de la considérer comme une science, et de la célébrer comme la plus grande découverte de notre siècle. Lorsque les néophytes vantent dans les salons les bienfaits de l'homœopathie, ils ne voient pas dans cette doctrine un moyen d'entretenir les illusions d'un malade qu'ils ne peuvent guérir, mais un moyen curatif dont la puissance triomphe des maladies les plus incurables.

Ce n'est pas dans les salons, ce n'est pas en présence d'un public étranger aux notions médicales les plus élémentaires, que je consentirai jamais à accepter une discussion de doctrine, je ne suis pas de ceux qui font parade de connaissances médicales devant la foule. J'ai voulu poser la question sur son véritable terrain, je l'ai soumise à l'appréciation d'une société de médecine, j'ai appelé sur elle les lumières de la discussion. On sait ce qui est advenu : la société de Gand, convaincue de l'inanité de l'homœopathie, mais n'osant s'exposer au mécontentement des gens du monde que cette doctrine a le privilége de passionner, n'a pas répondu à mon appel; elle n'a publié ni rapport ni discussion, et pour se faire pardonner le tort d'avoir voté l'impression de mon Mémoire, elle m'a livré aux injures d'un de ses membres, elle a envoyé à un comité de censure ma réponse à des attaques ignobles, elle m'a dénié le droit de me défendre. La société de médecine de Gand comprend toute l'indignité d'une semblable conduite, car non-seulement elle n'a pas essayé et elle n'essayera pas de la justifier, mais afin de la soustraire à l'appréciation du corps médical, elle tient secrète la démission que je lui ai envoyée et elle n'ose pas la mentionner au Bulletin de ses publications.

M. Bernard ressent le besoin de s'associer à l'approbation donnée par la Société de médecine de Gand à un mauvais pamphlet. Ce n'était pas cependant à lui, personnellement intéressé dans cette discussion, qu'il appartenait de se féliciter que « la doctrine de « Hahnemann eût été vengée par son honorable confrère. » Qu'il offre à ce risible vengeur d'une science non moins risible l'expression de son amitié, qu'il soit heureux « de l'accueil » fait par une société médicale à de méprisables invectives; que « les regrets » que lui inspire la sévérité de ma réponse impliquent tout à la fois la satisfaction que lui font éprouver les attaques dirigées contre moi, et le sentiment de contrariété qu'a fait naître en lui ma résolution de combattre l'injure par l'injure, tout cela m'importe fort peu, mais je me devais à moi-même de signaler à l'indignation du corps médical l'auteur d'un honteux pamphlet. Répondre à un seul, c'est répondre à tous ; je ne peux pas prendre la plume à l'apparition de chaque libelle que l'on dirige contre moi, ce serait accorder à leurs auteurs une importance à laquelle ils n'ont pas le droit de prétendre, et pour répondre, il faudrait surmonter trop de dégoût. Un de ces libelles a paru dans un journal qui accepte *des demandes de traitement par correspondance* (lisez la couverture). L'auteur de cette philippique a un cachet de distinction que lui envierait le Faubourg Saint-Germain. Il adore le principe des semblables, *il l'aime d'amour tendre ;* quant à l'*Organon*, c'est une autre affaire, il s'en moque. L'inquisition est sa muse, il regrette vivement que l'absence de cette institution dans notre législation médicale ne permette pas de m'infliger « la peine du san-benito, » et il se console en affirmant que « l'inquisition est ma charte. » Il procède par jurons et par exclamations furibondes, il invoque Dieu et le diable, il m'adresse des injures empruntées à je ne sais quels vocabulaires, certain mot tombé de sa plume et que je me dispenserai d'écrire, autoriserait à penser que la lecture du théâtre de Vadé fait ses délices. La noble ardeur de sa polémique lui inspire des pensées élevées, et chez lui, l'expression est toujours à la hauteur de la pensée. *Il est un heureux choix de mots harmonieux,* des termes heureusement choisis, et appartenant probablement à la nomenclature homœopathique, scintillent dans son œuvre. Plein de son sujet, il parle avec une éloquence entraînante de *grosse caisse*, de *knout*, de *Tartuffe*, de *Basile*, de *Mercadet*, de *Mangin*, de *Timon*, de *Veuillot*, de *Zoïle*, du *Saint-Office*, de *fanatiques*, de *jésuitiques*, de *drôlesses*, de *folliculaires*, de *saltimbanques*, de *vendeurs* de *crayons*, de *larrons*, de *voleurs*, de *bandits des Abruzzes*, de *furieux*, de *bave*, de *rage*, de *séquelle*, d'*anarchie*, de *bœuf*, d'*âne*, de *guitare*, d'*arlequin*, d'*escarmouches*, de *tréteaux*, de *calembredaines*, de *caricature*, de *vaudeville*, de *pochade*, de *la reine Margot*...... *j'en passe et des meilleurs*......... le tout embelli de *bah!* de *oh!* de *hé!* de *hein!* de *mon Dieu!* de *pardieu!* de *pourdieu!* de *corbleu!* et d'exclamations diaboliques. Le respect que je me dois à moi-même ne me permet pas de répondre à des vilénies que la Société de médecine de Gand se serait sans doute estimée heureuse de publier, et qu'elle a eu du moins la satisfaction de mentionner dans son Bulletin. C'est déjà trop d'avoir honoré d'une réponse une méchante compilation « accueillie » dans les publications de cette Société. M. Bernard ne se donne pas la peine de dissimuler le triste plaisir que lui causent ces productions malsaines; le ton de son Mémoire est cependant plus décent, mais il se fait illusion sur la valeur scientifique de son argumentation. Il peut avoir fait des études sérieuses, mais il a eu le malheur d'adopter une doctrine très-admirée par l'ignorance, mais qui n'inspire aux hommes compétents qu'un sentiment de pitié. Il s'est voué à la défense d'une cause perdue, il a voulu accomplir une tâche impossible, et quelques connaissances que l'on puisse posséder, on ne parviendra jamais à donner à des sophismes la puissance irrésistible de la vérité. Comme exposition doctrinale, le Mémoire de M. Bernard est incomplet, et ne peut être considéré ni comme un résumé, ni comme un commentaire. Comme réfutation, il n'est pas moins incomplet; il est loin de combattre tous mes arguments, M. Bernard en convient lui-même (p. 40) et le titre de son Mémoire ne promet que « l'exposition des principes *essentiels* de l'homœopathie, et la réfutation de mes *principales* objections. » Cependant, j'ai cru devoir lui répondre, parce qu'il essaye de justifier quelques propositions de l'*Organon*, mais des réflexions dans lesquelles l'abjection de l'idée rivalise avec le cynisme de l'expression, je ne veux pas même les lire, parce que je ne veux pas souiller ma vue et ma pensée.

En discutant la doctrine de Hahnemann, j'ai considéré comme légitime la sévérité de l'appréciation, et j'ai traduit par la vérité de l'expression l'indignation de la pensée, J'ai jugé avec toute l'indépendance que la science autorise, un homme qui, effacé de la liste des vivants, appartient désormais à l'histoire. J'ai parlé avec plus d'égards des adeptes de la doctrine, j'ai même rendu justice au talent de quelques homœopathes dont les erreurs sont pour moi incompréhensibles. La pensée qui a inspiré mon mémoire avait un caractère général ; la pensée qui a inspiré les réfutations qui m'ont été adressées a un caractère personnel. Loin de s'imposer la réserve que leur commandait la position dans laquelle ils se plaçaient volontairement, loin de se considérer avant tout comme défenseurs d'une doctrine, mes adversaires, transformant une question médicale en une question personnelle, et persuadés qu'ils ne se devaient à eux-mêmes aucun respect, se sont livrés à d'ignobles colères qui annoncent moins une conviction sincère que des préoccupations intéressées; ils m'ont adressé des injures qui feraient douter de l'état normal de leur raison, ou de la puissance de leur sens moral, et ont parlé une langue inconnue dans le monde scientifique. A une époque de décadence, rien ne doit étonner, il semble que certains hommes se sentent protégés par le mépris qu'ils inspirent. Plus modéré dans la forme, M. Bernard n'est pas cependant à l'abri de tout reproche. Dans les pénibles efforts d'argumentation auxquels il se livre, il n'appelle pas l'invective à son aide, mais il ne répudie pas le secours que cette arme lui fournit dans les mains de mes adversaires ; il me reproche des injures qui ne sont que de justes représailles, et il ne se renferme pas toujours dans les limites d'une discussion de principes; très-souvent, le caractère personnel de son mémoire se révèle par la malveillance dans la pensée et l'inconvenance dans l'expression.

Convient-il à M. Bernard, dont la sympathique adhésion est acquise à l'auteur d'un honteux pamphlet, « de regretter le langage, » nullement regrettable assurément que j'ai tenu, « les phrases malheu-« reuses » qu'il dit avoir rencontrées dans mon mémoire, « les in-« jures et les insinuations prodiguées à Hahnemann et à ses dis-« ciples? » Lui convient-il de reprocher des insinuations à un homme qui n'a jamais reculé devant la libre expression de sa pensée ? Lui convient-il de donner des leçons à un homme dont le talent peut être contesté par tout le monde, mais dont le caractère n'est contesté par personne? à un homme qui, dans cette lutte d'un seul contre tous, n'a fait qu'user d'un droit et accomplir un devoir, sans solliciter aucun témoignage public d'approbation, sans redouter les clameurs de la haine? Lui convient-il de reprocher des faits torturés à un homme dont il lui est certainement permis de combattre les idées, mais dont il lui est défendu de suspecter la sincérité? Lui convient-il, après avoir entassé sophismes sur sophismes, de me reprocher des subtilités d'argumentation? Lui convient-il, à lui défenseur de l'homœopathie, de me reprocher un triste courage? Lui convient-il surtout d'exprimer de l'indignation? Si quelqu'un a le droit de s'indigner, c'est moi. Je prie M. Bernard de croire que je ne vois en lui qu'un égal, et que je ne suis pas plus disposé à m'incliner devant sa supériorité morale que devant sa supériorité intellectuelle. Croit-il que je vais l'accepter pour juge, soumettre ma conduite à son appréciation, et descendre à me justifier? S'il éprouve le besoin de s'indigner, qu'il réserve son indignation pour les injures qu'il a lues dans la réfutation « de son honorable confrère et ami », et pour l'anonyme qui « les a recommandées à l'attention des hommes impartiaux » (Voyez les journaux de Mons, 30 août 1867); qu'il la réserve aussi pour les deux citations que je vais emprunter à Hahnemann dont le caractère paraît lui inspirer une si vive admiration.

« Rendre au moins incurables, sinon même mortelles, les quatre-« vingt-dix-neuf centièmes des maladies,..... tel paraît-être le but « des funestes efforts de l'ancienne médecine, l'allopathie, but auquel « on parvient aisément, lorsqu'une fois on s'est mis au courant des « méthodes accréditées, et rendu sourd à la voix de la conscience. »

« Cet art funeste qui, depuis une longue suite de siècles, est en « possession de statuer arbitrairement sur la vie et la mort des ma-« lades, qui fait périr dix fois plus d'hommes que les guerres les plus « meurtrières, et qui en rend des millions d'autres infiniment plus « souffrants qu'ils ne l'étaient dans l'origine. (Préface de l'*Organon.*)

« Depuis que l'homœopathie s'est fait connaître dans toute l'Eu-« rope par des actes surprenants, ceux qui la rejettent et la persé-« cutent ne sont plus à plaindre. Leur persistance à suivre la mé-« thode homicide des anciens les rend un objet de mépris et d'hor-« reur. L'impartiale histoire flétrira leurs noms, pour avoir dédaigné

« des secours qu'ils auraient pu donner à des malades dignes de
« compassion, s'ils n'avaient pas méchamment fermé leurs yeux et
« leurs oreilles à la grande et salutaire vérité. » (L'allopathie, opus-
« cule de Hahnemann publié en 1831.)

Les disciples sont aussi violents que le maître, l'un d'eux affirme : « que les véritables ennemis de la découverte de Hahnemann sont « l'indifférence, la paresse et la lâcheté. »

Personne ne me reprochera d'être descendu à cette abjection de pensée et de langage. Je rougirais, si j'avais écrit une seule ligne que l'on pût comparer aux infamies qu'on vient de lire, et que je n'ai pu me résoudre à reproduire dans mon mémoire, bien qu'elles justifient la vivacité de mes appréciations, et l'indignation dont je n'ai pu me défendre.

En terminant ce mémoire, une réflexion se présente à mon esprit. Dans l'accomplissement de la tâche que je me suis imposée, j'ai rencontré chez des médecins qui repoussent les principes de Hahnemann, des inimitiés peu honorables inspirées non par la crainte de déplaire à quelques adeptes de l'homœopathie, mais par le désir de ménager la susceptibilité de la classe opulente de la société qui professe pour cette fausse science une admiration irréfléchie. J'ai aussi trouvé parmi mes confrères, du moins j'aime à le croire, des juges plus indépendants, incapables de dissimuler leur pensée et d'accueillir avec indulgence des erreurs que leur raison condamne. J'ai peut-être acquis quelques droits à leur reconnaissance, en combattant des préjugés déplorables et en prouvant aux admirateurs aveugles d'un homme et d'une doctrine que, dans les sciences, il ne sera jamais donné à personne de briser la chaîne des traditions. « Semblables à « des coureurs dans l'arène, dit un chirurgien célèbre s'inspirant « d'une vivante image du poète latin, les générations se succèdent, « passant de main en main le flambeau de la vie. »

Quasi cursores, vitæ lampada tradunt.

Les hommes qui se vouent au culte de l'étude rappellent à la pensée ces coureurs. Dans le domaine de la science, les générations se succèdent, et dans cette course sans fin « se transmettent le flambeau « sacré en le faisant briller d'une plus vive lumière. (1) »

Mons, 8 avril 1868.

(1) Malgaigne.

Au moment où ce mémoire va être mis sous presse, je reçois une nouvelle réfutation « du docteur Stockman, membre résident de la « Société de médecine de Gand, membre correspondant étranger de la « Société médicale homœopathique de France, chevalier de l'ordre « de Léopold. » Cette réfutation est remplie de citations empruntées par M. Stockman à ses confrères de Mons et de Verviers, le titre de *Trois contre un* lui conviendrait donc parfaitement. Ma réponse sera courte.

(Page 1) Je ne désavoue pas la pensée que M. Stockman a empruntée à la page 25 de mon second mémoire, et qu'il a choisie comme épigraphe, mais je suis dans le cas de légitime défense; si on m'adresse des injures, il faut bien que je les renvoye à leurs auteurs.

(Page 4) « M. Brenier a longtemps essayé de donner de la publicité « à ses injures sans avoir le courage de lui-même les signer. » Je donne à M. le chevalier Stockman le démenti le plus formel ; il affirme un fait dont il connaît la fausseté; pour me justifier, il me suffira de reproduire quelques extraits de ma correspondance avec M. le docteur Lesseliers, secrétaire de la Société.

« En relisant mon mémoire sur l'homœopathie, j'y découvre des « incorrections assez nombreuses......... Ces corrections n'ont pas « pour but *de changer, ni même de modifier l'expression de ma « pensée,* il ne s'agit que de fautes de rédaction........... Si, comme « je le crois, la Société de médecine de Gand veut bien m'y autoriser, « *je corrigerai moi-même mon manuscrit après la lecture du « rapport.* 15 octobre 1866. » X.... Eh bien, cette lettre ne dément-elle pas l'assertion calomnieuse de M. Stockman ? Pour corriger moi-même mon manuscrit, il fallait bien me faire connaître.

« Mon mémoire est anonyme, mais comme vous le présumez « certainement, *j'autoriserai ultérieurement mes honorables confrères « de la Société de médecine de Gand à ouvrir le billet cacheté « contenant mon nom joint à mon travail.* Dans la lettre que j'ai « eu l'honneur de vous adresser le 15 octobre, j'ai exprimé le désir « de *corriger moi-même* les fautes de rédaction que j'ai découvertes « dans mon mémoire. Ce désir implique *l'intention bien formelle de me « faire connaître après l'impression du rapport, soit que la commis-*

« *sion approuve mes idées, soit qu'elle les combatte.* 14 janvier 1867. » X...... Il était impossible de me lier par un engagement plus formel. Si m'étais opposé ultérieurement à l'ouverture du billet cacheté contenant mon nom, la Société pouvait et devait l'ouvrir malgré moi.

« J'ai l'honneur de vous informer que je suis l'auteur du mémoire « sur l'homœopathie portant l'épigraphe : *Ægri sumnia*, envoyé à « la Société de médecine de Gand. Je prie mes honorables collègues « de vouloir bien procéder à l'ouverture du billet cacheté contenant « mon nom. 13 février 1867. » Brenier...... J'aurais différé moins longtemps à me faire connaître, si, comme je l'espérais, la commission priée d'examiner mon mémoire, avait présenté son rapport à la séance du mois de novembre. Il me semble qu'il ne fallait pas un mois pour faire ce rapport.

« Je vous ai envoyé mon manuscrit sous le voile de l'anonyme, « *avec l'intention bien formelle cependant de me faire connaître* « *ultérieurement*, parce que je désirais que l'auteur du rapport « se préoccupât plutôt de mes idées et de mes arguments que de « mon individualité. 15 mars 1867. » Brenier..... J'ai donc gardé *provisoirement* l'anonyme parce que je ne voulais pas qu'à une question de doctrine, se substituât une question de personne, je l'ai déjà dit, les succès de scandale me sourient peu.

La Société de médecine de Gand a parfaitement compris mon intention de me faire connaître, et n'a jamais eu à cet égard le moindre doute ; le Bulletin, dans le compte-rendu de la séance du 2 octobre, *quinze jours après l'envoi de mon mémoire, et avant l'envoi des lettres dont je viens de citer des extraits*, annonce en ces termes l'envoi de mon mémoire : « un médecin *qui pour le moment désire* « *garder l'anonyme*, mais dont le nom est renfermé dans une lettre « cachetée, portant pour épigraphe : *Ægri sumnia*, fait parvenir à « la compagnie un travail manuscrit portant en tête la même épi- « graphe. Comme ce travail peut présenter un intérêt scientifique réel, « M. le Président propose, et l'Assemblée partage son avis, de le « renvoyer à l'examen d'une commission composée de MM. Stockman, « Dumont et Van Bambecke avec prière de rapport. » (Bulletin p. 261) M. Stockman est donc convaincu de calomnie, ma correspondance déposée aux archives de la Société en fait foi ; je conserve les réponses de M. le

Secrétaire qui m'annoncent la réception de mes lettres. J'appelle l'attention des lecteurs sur ces extraits de ma correspondance, et surtout sur les passages soulignés. L'assertion calomnieuse de mon adversaire est un fait dont la gravité n'échappera à personne; jamais l'audace dans le mal ne s'est affirmée avec tant d'impudence. On croit peut-être que cet homme va être accablé par l'évidence des preuves, qu'on se détrompe ; il niera, il épiloguera, il chicanera, il subtilisera, il ergotera sur des points, des deux points, des virgules, des lettres capitales, des caractères italiques, etc., etc. Il comprendra certainement que pour lui toute justification est impossible, mais il n'en sera que plus insolent : quand certains hommes ne peuvent se justifier, ils se réfugient dans l'audace.

(Page 5) M. Stockman a l'impudence d'avouer qu'il m'a adressé le 19 novembre une lettre et quelques passages d'une réfutation. Je lui ai renvoyé ses lettres, mais j'ai conservé les enveloppes. La première, affranchie par un timbre-poste de dix centimes, porte deux timbres du bureau de Mons (19 et 20 novembre). M. Stockman a donc à Mons un correspondant officieux qui a reçu sa lettre et me l'a transmise par la poste. J'insiste sur le fait avoué par M. Stockman, parce qu'il doit être qualifié sévèrement. Comment, Monsieur, vous ne comprenez pas que votre procédé est lâche ? Vous appartenait-il, à vous personnellement intéressé dans cette discussion, de me faire cette communication ? Comment vous ne voulez pas être seul dans la lutte ; une réfutation paraît, et vous vous empressez de m'en informer, et vous m'engagez à y répondre, et la rougeur ne vous monte pas au front ! Allons donc !

(Page 6) « *Moi, moi seul, et c'est assez* » M. Stockman emprunte cette réminiscence cornélienne à la réfutation de son confrère de Verviers. Oui, je suis seul contre les auteurs de trois réfutations et contre les quarante-trois membres de la Société de médecine de Gand. Eh bien, j'aime mieux être seul contre quarante-six adversaires que de me réunir à quarante-six adversaires contre un seul ; et ils sont bien plus de quarante-six. Les défenseurs de l'homœopathie peuvent se coaliser, je n'appelle personne à mon aide.

(Page 6) Il paraît que pour M. Stockman, le mot *inquisiteur* n'est qu'une ironie. « Parce que je me suis servi d'une ironie, dit-il, ai-je « manqué de vous respecter ? » Le malheureux ! si on lui adressait la qualification d'inquisiteur, il serait donc disposé à en rire ? Il reproduit les mots *charlatanisme*, *mensonge*, etc., tombés de ma plume; mais puisqu'il a lu les injures que nous adresse l'auteur de l'*Organon*, et que j'ai citées dans ma réponse à M. Bernard, puisqu'il emprunte lui-même dans son pamphlet des passages injurieux aux ouvrages des disciples de Hahnemann, il ne doit voir dans les termes sévères dont je me suis servi que de légitimes représailles.

(Page 8) M. Stockman refuse fièrement de me répondre « touchant « sa manière d'envisager *les propositions accessoires de l'Organon*, » il dit que cela ne me regarde pas. Voilà qui est fort bête. Si son appréciation de l'*Organon* ne me regarde pas, pourquoi m'adresse-t-il deux réfutations de mon mémoire ? Qu'il garde le silence ou qu'il s'adresse à d'autres; je n'ai jamais ambitionné l'honneur d'entrer en discussion avec lui. S'il veut désormais rester sourd aux inspirations de sa muse, je lui vote une couronne de chardons. Quoiqu'il n'ait pas de compte à me rendre, il veut bien me déclarer majestueusement que « la théorie de la psore n'est pas inadmissible. » Il devrait ajouter la formule royale : *Vous l'aurez pour entendu*. A l'appui de son opinion sur la probabilité de la théorie de la psore, il invoque les paroles de M. Desterne. Or M. Desterne, *risum teneatis*, dans le passage cité par M. Stockman, considère la théorie de la psore comme « une hypothèse, un roman, une imagination. »

« Ma manière d'envisager ces propositions accessoires, dit « M. Stockmann, ne lui regarde pas plus que si je lui demandais « s'il est vitaliste, matérialiste, etc. » Mais si je lui adressais un mémoire sur le vitalisme ou le matérialisme, il aurait bien le droit de me demander quelle est ma pensée sur ces doctrines, et je ne pourrais pas refuser de lui répondre. S'il ne veut pas que je l'interroge sur les chefs-d'œuvre qu'il m'adresse, qu'il garde ses chefs-d'œuvre en poche, ou plutôt qu'il les garde dans son cerveau, ce ne sera pas une perte pour le monde savant. *Propositions accessoires ;* propositions essentielles, propositions accessoires ; principes, règles ; dogmes, préceptes ; ils chantent tous la même gamme. Des 294 propositions de l'*Organon*, 293 ont donné leur démission, le vent les a emportées comme les feuillets de la Sybille; une seule, la loi des semblables, est restée debout comme une colonne parmi des ruines.

(Page 9) M. Stockman (1re réponse, p. 25) considère « $\frac{1}{50}$ $\frac{1}{100}$

« de grain, 1 grain, 15 centigrammes comme des doses infinitésimales « vraiment fabuleuses. » (Tout l'*Organon* est fabuleux.) J'ai reproduit textuellement ses paroles (p. 11). Il me répond (p. 9) que je ne suis pas sincère, que je n'ai pas de mémoire, et il me parle de « scarlatine traitée par une goutte de belladone à la douzième dilu- « tion. » Je ne sais s'il radote ou s'il refuse de répondre. *1 grain, 15 centigrammes considérés par lui comme doses infinitésimales,* voilà le sujet de ma question. Décidément, la discussion avec cet homme est impossible, toutes ses idées sont incohérentes. A propos d'infinitésisme, il me parle « de la loi et des prophètes. » C'est bien de cela qu'il s'agit. Serait-il, par aventure, docteur en prophéties ?

(Page 9) Comme l'on doit s'y attendre, M. Stockman revient encore à son inquisition, il ne peut parler d'homœopathie sans voir se dresser devant lui, terrible et menaçant, le spectre de quelque inquisiteur. Il parle avec effroi « de la figure sinistre de Don Thomas de Torque- « mada, le prieur du couvent des Dominicains de Séville, le premier « grand inquisiteur, et de ses inhumains bourreaux! » Il paraît qu'il en a vu aussi « Méphistophélès. » Quelle étrange hallucination! O science des globules! Voilà de tes coups.

(Page 9) M. le chevalier Stockman m'accuse de « vanité ». Le pauvre homme aurait bien plus besoin de recevoir des leçons de modestie que d'en donner.

(Page 9) M. Stockman voudrait-il me permettre de lui demander pourquoi il ne veut pas que M. Dumas « se mêle d'homœopathie ? » Faut-il avoir subi un examen sur cette prétendue science pour avoir acquis le droit d'en parler? M. Stockman a-t-il subi cet examen au Canada ou ailleurs?

(Page 10) « De son propre aveu, dit M. Stockman, ses études sur « l'homœopathie ne datent que du mois de juillet 1866. » Je n'ai jamais rien écrit de semblable, et je donne un second démenti à M. Stockman. Voici le passage auquel il fait allusion : « Avant le mois « de juillet 1866, je n'ai jamais eu la pensée de *publier* une seule « ligne sur l'homœopathie. » (Réponse p. 7) Pour altérer le sens de ce passage, il substitue le mot *études* au mot *publier*. Jamais délit de mensonge ne fut plus flagrant, jamais calomnie ne fut plus odieuse. Tant d'impudence étonne: il s'agit de mémoires imprimés, tout le monde peut confronter la page 7 de mon second mémoire, avec la page 10 de la réponse de mon déloyal adversaire. Vous croyez peut-être qu'il va baisser la tête, détrompez-vous ; il ergotera sur la ponctuation. Dans l'alinéa dont il s'agit, le mot *j'ai* est imprimé sans apostrophe, il trouvera peut-être là un moyen de justification et même d'accusation ; il cherchera dans cette absence d'apostrophe les caractères d'un délit ; il chicanera au besoin sur une virgule cassée, puis il vous prouvera que les mots *étudier* et *publier* sont synonymes. Ses tentatives de justification n'inspireront aux membres du corps médical que de l'indignation et du mépris, mais croyez-le bien, il ne rougira pas.

(Page 10) Tentative de M. Stockman pour se procurer trente et un nouveaux alliés. « Ce n'est pas à moi, dit-il, que sa belle sortie revient, « mais bien aux auteurs du mémoire qui a été signé par trente et « un honorables médecins homœopathes français. » Est-il assez lâche cet homme? Tous contre un seul, voilà sa devise. Si le passage dont il s'agit (p. 203 de son mémoire) est une citation, pourquoi n'est-il pas guillemetté? Pourrait-on savoir quel était le but de M. Stockman en m'adressant en son nom des réflexions qui ne lui appartiennent pas, et dont il se décide enfin à me faire connaître les auteurs ? Il me reproche de ne pas avoir lu le mémoire dont il parle ; mais combien d'existences humaines faudrait-il pour lire tout ce qui a été imprimé ? Je ne m'engage certainement pas à lire tous les livres qui ont été publiés sur l'homœopathie : si quelqu'un veut lire à ma place toutes les productions de la littérature homœopathique, je lui offre une récompense honnête.

(Page 10) M. Stockman parle « des princes de l'admirable doc- « trine homœopathique » Voilà une bouffonnerie.

(Page 10) Réflexions sur « la prétendue décadence, la prétendue « tolérance, les prétendus insuccès. » Que de choses prétendues.

(Page 10) M. Stockman m'engage « à consulter le savant mémoire « de mon compatriote M. Bernard. » Il paraît que mes adversaires forment une société d'admiration mutuelle.

(Page 11) D'après une citation empruntée par M. Stockman à M. Imbert, « il faut toute une vie de travail pour constater toutes « les actions pathogénésiques et thérapeutiques d'un seul médica- « ment. » En commençant ses études homœopathiques à vingt ans, on pourrait donc, sans trop de témérité, essayer de subir son premier examen à soixante-dix ans. Au reste, M. Stockman convient avec moi « que dans l'étude de cette science surhumaine, les chevrons ne « viennent pas vite. »

(Page 12) Je prie M. Stockman de me laisser en repos avec son trappiste et son jésuite : en voilà assez sur ces deux personnages.

(Page 13) J'en demande pardon à M. le docteur Ozanam, mais les deux problèmes qu'il pose n'ont aucun rapport avec la quantité de liquide exigée pour les trente dilutions. Il s'agit dans ces deux problèmes des variations de densité de l'air, du centre de la terre à la hauteur d'un demi diamètre terrestre. Il s'agit de pressions exercées par les couches superposées de l'air, pressions qui sont nécessairement en raison directe de la hauteur de la colonne atmosphérique. La solution de ce problème n'a rien de commun avec les calculs de M. Dumas « Les molécules d'un corps, dit M. Ozanam, condensées « par l'attraction, disparaissent dans l'infiniment petit vers le centre « de la terre. » Je ne comprends pas la pensée de M. Ozanam. Faisons abstraction de l'incandescence du centre terrestre, et des phénomènes de dilatation qui en sont les conséquences, l'attraction est en raison inverse des distances; mais quelle que soit la distance de deux corps qui s'attirent mutuellement (air et centre terrestre), elle est égale pour toutes les molécules d'un même corps, et ne peut exercer aucune influence sur leur rapprochement ou sur leur éloignement, par conséquent sur leur densité. Degré de compression atmosphérique, voilà ce que M. le docteur Ozanam aurait dû considérer dans les questions posées par un de ses ancêtres, l'académicien Ozanam. S'il s'agit de phénomènes de condensation considérés en général, et indépendants de l'action entièrement mécanique de la compression, comme le suppose M. Ozanam; s'il s'agit du degré de densité des différents corps ou d'un même corps placé dans diverses conditions, on ne peut les expliquer que par l'antagonisme des forces attractive et répulsive, de l'attraction moléculaire et du calorique dont la cohésion et la porosité sont les conséquences. Je viens de parler de l'attraction moléculaire; je sais bien qu'elle ne diffère pas de l'attraction universelle; cependant, si l'on veut s'élever à la conception de la densité, il faut bien établir une distinction entre ces deux manifestations d'une même force : l'action de l'attraction moléculaire s'exerce entre les molécules d'un même corps, l'action de l'attraction universelle s'exerce entre des corps distincts ; la première a pour résultat la formation d'un corps, la seconde ne peut produire que le contact de deux corps. Le passage de M. Seguin, cité par M. Ozanam, exprime bien l'identité des deux attractions, et les distances proportionnelles des molécules d'un corps et des astres qui composent notre système solaire. « Quelque denses que soient les corps, dit ce « savant ingénieur, leurs derniers atômes sont relativement à leur « volume aussi éloignés l'un de l'autre que le sont les corps célestes « dans l'espace. » Personne ne niera l'évidence de cette proposition, les réflexions de Muschenbroek sur les variations de volume des corps ne sont pas moins remarquables, mais que peut-on en conclure pour la capacité du vase nécessaire à la trentième dilution ?

Je ne peux m'étendre longuement sur ces considérations, le sujet est plein d'intérêt, mais ce n'est pas de science qu'il s'agit, c'est d'homœopathie. Après la physique, l'*Organon;* après Muschenbroek et M. Séguin, Hahnemann ; quelle chute ! Pourquoi me suis-je occupé de Hahnemann et de ses sectateurs ? Pourquoi.......... Enfin j'ai commencé cette tâche ingrate, il faut que je la termine.

(Page 16) M. Stockman ne peut nier qu'il a supprimé le commencement d'une phrase de mon mémoire citée par lui. S'il avait cité, même avec un seul point, la ligne qu'il supprime, ma pensée était fidèlement reproduite. J'en appelle à la bonne foi du lecteur; peut-on conserver le moindre doute sur la véritable signification de cette phrase ? « Reste enfin le grand argument, *l'ultima ratio* des homœ- « opathes et de leurs clients. Les faits sont là, les guérisons sont « incontestables. » (P. 58) Certainement, la ponctuation est incorrecte, mais est-il possible, dans un mémoire de quarante-huit pages, de ne pas faire une seule faute de ponctuation ? Je ne peux pas attribuer cette faute à l'imprimeur, je viens de revoir mon manuscrit, je n'ai mis qu'un seul point. Il y a peut-être d'autres fautes de ponctuation dans mon mémoire; je viens même de découvrir (p. 49, 1re ligne) une incorrection grammaticale. M. Stockman dira-t-il qu'elle est volontaire ? J'ai eu si peu la pensée de corriger cette faute de ponctuation dans ma réponse (p. 17), que la première lettre du mot *Les* qui suit les deux points, est encore une capitale. On le voit donc, l'incorrection subsiste ; mais n'est-il pas évident que l'erreur de ponctuation n'obscurcit pas le sens de la phrase dont il s'agit ? Me chicaner sur un point ou deux points placés après le mot *clients*, c'est une escobarderie. La suppression d'une partie de ma phrase a une autre importance. Pourquoi citer la seconde moitié d'une phrase de deux lignes, et omettre la première moitié ? Le motif de cette suppression est évident : c'est un acte déloyal, pour ne pas dire plus; mon adversaire n'a eu qu'un seul but, il a voulu me faire exprimer une pensée qui n'est pas la mienne. Comment! Cet homme, dans une intention calomnieuse, substitue le mot *études* au mot *publier* (p. 10), et il discute sur un point !

(Page 16) M. Stockman ne peut parvenir à saisir le sens de mes réflexions sur l'application de l'hygiène au traitement des maladies qui sont susceptibles d'une terminaison heureuse et spontanée; irrité des vains efforts d'intelligence auxquels il se livre, il m'adresse des injures. Mais si M. Stockman est un imbécile, ce n'est pas ma faute, je ne connais pas le degré de son angle facial.

(Page 18) Extase de M. Stockman devant « la figure du vénérable « octogénaire Hahnemann. » Ne troublez pas la contemplation extatique de M. Stockman. Le moment est solennel. Chut ! Silence ! *Favete linguis*.

(Page 18) Nouvel accès d'hallucination ! M. Stockman, *horresco referens*, croit voir « le sanguinaire Don Thomas de Torquemada « (voilà un nom prédestiné), le docteur Guillotin et son instrument « expéditif (plaisanterie lugubre et de bon goût), les affreuses tor- « tures de l'inquisition.......... » Encore l'inquisition, et toujours l'inquisition. *Inquisition, tortures, bourreaux, guillotine, Méphistophelès* .... Voilà les idées riantes qui se présentent à l'imagination malade de M. Stockman, voilà où l'ont conduit ses méditations homœopathiques ! Ames charitables, ne pourriez-vous pas administrer à l'infortuné M. Stockman un quadrillionième de Datura stramonium ?

(Page 18) Scarlatine et rougeole, rougeole et scarlatine; M. Stockman ne sort pas de là ; décidément, il n'a qu'une seule corde à sa lyre ; toujours la même note, c'est monotone. Ce M. Stockman est un spécialiste à nul autre autre pareil, il a fait une étude approfondie de la rubéologie et de la scarlatinologie. « Mémoire intéressant lu « au congrès homœopathique par le docteur Cricca, résultats heureux « obtenus dans trois épidémies de scarlatine (encore !), de choléra, d'angine couenneuse ; effets prophylactiques obtenus par centaines (toujours dans la scarlatine)........ Eheu ! Evohé ! Plaudite cives ! Sonnez clairons ! Battez tambours !

(Page 19) Il ne s'agit pas de ce que « M. le docteur Perussel a voulu dire » mais de ce qu'il a dit. « Disait-on » et disait un médecin vétérinaire, ce n'est pas la même chose.

(Page 19)

> Ne forçons point notre talent,
> Nous ne ferions rien avec grâce,

dit M. Stockman. Il paraît que ce rustre a des prétentions à la grâce; je crois le voir se livrant à des exercices chorégraphiques avec la gracieuse légèreté d'un zéphyre en bottes fortes. Ah Béotien, vous vous piquez d'atticisme, vous avez donc oublié cette pensée de Montesquieu : *Quand on court après l'esprit, on attrape la sottise.* Restez donc dans votre sphère,

> Ne forcez point votre talent,
> Vous ne feriez rien avec grâce :
> Jamais un lourdeau, quoiqu'il fasse,
> Ne saurait passer pour galant.

(Page 20) J'ai cité plusieurs passages de Griesselich évidemment défavorables à la doctrine de Hahnemann (p. 18 et 19 de mon second mémoire). M. Stockman prétend le contraire. J'ai déjà dit que la discussion avec lui est impossible, je ne peux qu'en appeler à l'appréciation du lecteur.

(Page 20) Si les réflexions finales de M. Stockman (p. 237) appartiennent à Moritz-Muller, je ne les en trouve pas moins déplorables, et en les reproduisant, M. Stockman en assume la responsabilité. J'ai dit qu'il ne met de guillemets qu'au commencement des passages qu'il cite, mais il paraît qu'il y a souvent absence complète de guillemets; on ne sait donc pas où se terminent les citations ; on ne sait même pas si certains passages sont des citations ou lui appartiennent.

(Page 20) J'ai reproduit dans mon second mémoire les discours prononcés à la Société médicale homœopathique de Paris, le 3 décembre 1866, par MM. Curie, Crétin et Jousset. M. Stockman m'apprend que ces médecins annoncent dans une lettre adressée à M. le rédacteur de l'*Union médicale* « qu'il n'ont nullement renoncé aux « globules comme une regrettable illusion. » Si ces Messieurs ont désavoué, le 26 février 1867, les discours qu'ils ont prononcés le 3 décembre 1866, je déclare que cela m'est fort indifférent. Bossuet a écrit un livre sur les variations des protestants, je n'en écrirai pas un sur les variations des homœopathes.

(Page 23) *La dernière réponse* de M. Stockman se termine par une hallucination ; on ne peut pas mieux finir. Comme l'on s'en doute bien, c'est encore l'inquisition qui lui joue un mauvais tour : l'inévitable Torquemada se présente à sa vue ; cependant, ses idées sont moins sombres, bien que toujours incohérentes. Torquemada est toujours présent, mais il n'est plus « sinistre et sanguinaire, » il apparaît à M. Stockman accompagné de « Don Quichotte en bonnet « carré et la lance au poing, et lui annonce qu'il va se battre contre « la statue de l'homme qu'on a cru célèbre. » Don Quichotte a oublié depuis longtemps la langue espagnole, il s'exprime en français. M. Stockman qui comprend mal le français, et qui le parle encore plus mal, lui adresse ces paroles flamandes: « *Er zal veel volk komen* « *na kyken.* » Après avoir émis cette réflexion dont on admirera certainement la profondeur, il croit voir des songes (*ægri somnia*), il croit entendre une voix qui lui crie : *Delenda Carthago.* Le rêve de notre prince de l'homœopathie se termine par un projet « de po- « chade en vers (1) : *Don Quichotte en partance pour Leipzig.* » Aucun genre de gloire ne manquera donc à M. le chevalier Stockman, son génie va se révéler sous un nouvel aspect ; le monde savant a admiré sa science infinitésimale, le monde littéraire tresse pour lui de nouvelles couronnes.

(1) Après avoir fait *une ébauche en prose,* le champion des globules médite *une pochade en vers* (il y a des princes de l'homœopathie qui, comme le magot de la fable, *prendraient le nom d'un port pour un nom d'homme*); pour justifier cette licence un peu hardie, il invoque en sa faveur un vers d'Horace qu'il modifie à sa manière :

Multa licet stultis, pictoribus atque poetis.

Mon illustre adversaire, dans un accès de sincérité, se range humblement parmi les sots; sur ce point, je ne lui donnerai pas un démenti, c'est la seule vérité que j'aie trouvée dans ses deux compilations.

ERRATA.

Page 30, ligne 4, en remontant. — *Au lieu de :* recommandable, *lisez :* recommandables.

Page 47, ligne 18. — *Au lieu de :* il en a vu, *lisez :* il a vu.

Je profite de cette occasion pour corriger trois fautes typographiques qui se sont glissées dans mon premier mémoire :

Page 10, ligne 13. — *Au lieu de :* 150e atténuation, *lisez :* 1500e.

Page 10, ligne 16. — *Supprimez :* c'est-à-dire par un nonagésimo-quintillionième de grain.

Page 49, ligne 1. — *Au lieu de :* commencé, *lisez :* commencée.

Quant aux fautes de ponctuation, j'en abandonne la correction à M. Stockman.

www.ingramcontent.com/pod-product-compliance
Ingram Content Group UK Ltd.
Pitfield, Milton Keynes, MK11 3LW, UK
UKHW021115290826
14628UKWH00014B/2203

9 782019 635732